高齢者のがん薬物療法
ガイドライン

編集：日本臨床腫瘍学会 JSMO ／日本癌治療学会

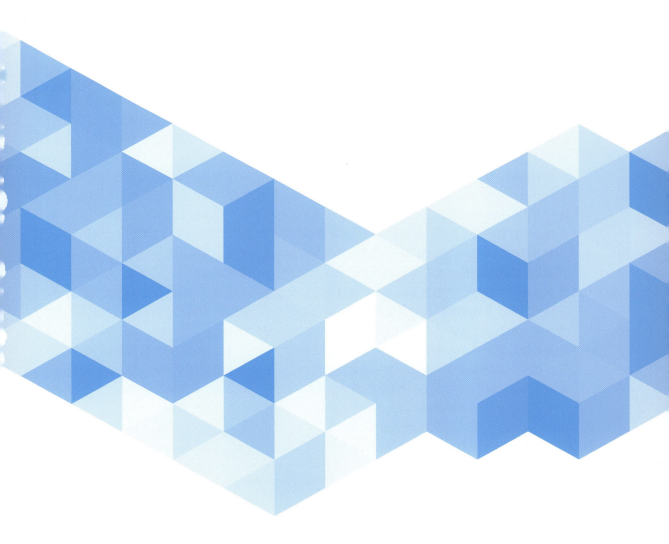

南江堂

「高齢者のがん薬物療法ガイドライン」発刊にあたって

　日本の人口が高齢化するのに伴い，高齢者にがん薬物療法を施行する機会が増えているが，その際は気を使う．高齢者ではがん薬物療法の副作用は強く治療効果は不十分である場合が多いと一般的に考えられているが，その機序はよくわかっていない．高齢であるというだけで薬物動態が変化することは多くない．たとえば高齢者ではドセタキセルの薬物動態は変化していないが，骨髄抑制の感受性が亢進しているため若年者と同量は使いにくいことが示されている．

　わが国のがん薬物療法の臨床試験では高齢者は除外されることが多いが，欧米では除外されない．科学的根拠もなく高齢であることだけを理由に臨床試験から除外することは，高齢者の差別につながるからである．過去の臨床試験における検討では，高齢であっても適格基準に合致すれば安全に治療ができることが示されている．ただし，高齢者では臨床試験の適格基準を満たす人が少ないのである．しかし，実地診療では臨床試験の適格基準を満たさなくても，高齢者に対してもがん薬物療法を実施せざるを得ない場合も多い．その時にどのような考え方で，どのように対応したらよいのか，指針があれば役に立つ．その一助とするため日本臨床腫瘍学会では関連学会の協力を得て，本ガイドラインを作成することになった．高齢者に特化した質の高い臨床試験が少ないため，ガイドライン作成にあたって委員は苦労したと思う．この場を借りて感謝したい．

　質の高い臨床試験が少ないため仕方ないことだが，本ガイドラインの記述内容のエビデンスレベルは高くない．実質 15 のクリニカルクエスチョンに対し，エビデンスレベル A の推奨はなく，B も 6 件しかない．C が 7 件，D が 2 件とエビデンスレベルが低いものが多い．さらに推奨の一致率も高くなく，90％以上の一致をみたクリニカルクエスチョンは 1 件しかなく，80％台が 5 件，70％台が 7 件で，70％未満のクリニカルクエスチョンすらある．これらの数字は高齢者のがん薬物療法に関していかにエビデンスが乏しいかを示しているといえる．しかも本ガイドラインで扱っているクリニカルクエスチョンは少なく，本ガイドラインをもって高齢者のすべてのがん薬物療法に対応することは不可能であるが，高齢者のがん薬物療法の考え方の参考になれば幸いである．

　高齢者に対するがん薬物療法の考え方はがん種によらず共通である．日本臨床腫瘍学会が認定するがん薬物療法専門医は臓器・領域横断的にトレーニングを積んでいる．がん薬物療法を実施するすべての施設でがん薬物療法専門医が中心となって実施する体制を構築して欲しい．

　本ガイドラインがわが国の高齢者のがん薬物療法に貢献することを願っている．

2019 年 6 月

日本臨床腫瘍学会　理事長
神戸大学大学院医学研究科 腫瘍・血液内科学
南　博信

「高齢者のがん薬物療法ガイドライン」発刊にあたって

　超高齢化社会に突入しつつあるわが国において，高齢者に対する最適ながん治療を開発することは，大きな社会的要望となっています．高齢者は，がん薬物療法においても副作用，有害事象が強く現れる可能性がある一方で，適切な投与がなされなかった場合に治療効果が減弱する危険性も指摘されています．しかしながら，高齢者は臨床試験の対象から除外されることが多いため，根拠となるエビデンスに乏しく，治療法の選択，治療強度の修飾が，それぞれの医師の経験や施設の慣習で行われているのが現状です．そのため，これまでしっかりとした高齢者のがん薬物療法のガイドラインは作成されてきませんでした．今回のガイドラインは系統的に，高齢者がん薬物療法を Minds 診療ガイドライン作成手引きに準拠して作成されております．アドバイザーとして中山建夫，佐藤康仁両先生にご参加いただき多くの若手医師によるシステマティックレビューチームが作成に協力していただいたことも大きな助けとなりました．

　本ガイドラインの作成グループは日本臨床腫瘍学会ならびに日本癌治療学会が作成主体となり，日本老年医学会の協力を得て現時点で総論，各論をあわせて 12 のクリニカルクエスチョンについて記載しています．作成委員は，高齢がん薬物療法のエキスパートのみならず多職種の委員として看護師・薬剤師の方々にも協力いただき非常に層の厚い作成グループによる厳正な査読のもとで完成しており，現場の日常診療に大いに貢献できるものと考えております．

　日本癌治療学会は領域・職域横断的な学術団体の責務として，様々な臓器のがん治療に共通するガイドラインに携わってきました．今回の高齢者がん薬物療法の質向上に寄与する本ガイドライン策定に参画できましたことは，本学会にとっても大きな意義のあるものと考えております．本書が，がん薬物療法にかかわるすべての人にとって適切かつ有効に利用されることを心より望んでおります．

　最後に，本ガイドラインの作成にリーダシップをとり，ご尽力いただきました作成部会統括委員長の安藤雄一先生ならびに副委員長の長島文夫先生，そして多くの関係者の皆様に深く感謝いたします．

2019 年 6 月

日本癌治療学会　理事長
慶應義塾大学医学部外科学
北川　雄光

「高齢者のがん薬物療法ガイドライン」発刊によせて

　わが国は 2007 年に超高齢社会となった．2017 年の統計では，65 歳以上の高齢者は国民の28%，75 歳以上の後期高齢者は 14% に達している．未曾有の高齢化率上昇は今後も続く．そのような状況下，高齢者に多い腫瘍性疾患にいかに対峙するかは，大きな社会的テーマである．その複雑さゆえに，重要性を認識されつつも敬遠されがちであった高齢者医療であるが，もう塩漬けにするわけにはいかない．

　国は，平成 26 年に健康・医療戦略推進法を定めた．「健康・医療戦略」には，「世界に先駆けて超高齢社会を迎えるわが国にあって，課題解決先進国として，健康長寿社会の形成に向け，世界最先端の医療技術・サービスを実現し，健康寿命をさらに伸ばすことが重要」と明記されており，達成目標のひとつとして，「小児・高齢者のがん，希少がんに対する標準治療の確立（3件以上のガイドラインを作成）」という指標が示されている．このガイドラインはまさにその方針に連動して作成されたものである．

　とはいえ，高齢者医療は難しい．身体面においては，多臓器罹患が多く，個人差が大きく，かつ症状が非定型的である．治療を行ううえでも，治療反応性が多様で，侵襲抵抗性が低く，かつ薬剤代謝機能が若年者とは異なる．医療以外の点からしても，社会経済的には立場が弱く，若年者以上に人生観と死生観に対する想いが切実である．これらの要素を加味してはじめて医療の現場に即したガイドラインになる．このことを反映して，本ガイドラインは，高齢者機能評価（geriatric assessment：GA）の実施についての見解から始まっている．総論から各論にいたるまで，高齢者に特化したエビデンスが乏しいなか，作成委員の苦労は想像に難くないが，高齢者特有の課題を汲み入れたガイドラインに仕上がっていると思う．

　発刊に際し，このガイドラインが高齢者に対する適切ながん薬物療法の指標となることを願い，今後わが国でこそ，高齢者にとっての最適医療に関するさらなるエビデンスが集積・発信されることを期待する．

2019 年 6 月

日本臨床腫瘍学会ガイドライン委員会　委員長
北九州市立病院機構

中西　洋一

「高齢者のがん薬物療法ガイドライン」発刊によせて

　　高齢のがん患者は様々な併存症ゆえに標準的な薬物治療の実施がときに困難である．また，臨床試験に登録される割合が少ないので，臨床試験のエビデンスをそのまま外挿するのが適切とも言い切れない．高齢化が進むわが国においては，患者・家族，医師，医療従事者が実地診療に使用できる高齢者のがん薬物療法のガイドラインが待望されていた．このような背景のもと，このたび日本臨床腫瘍学会と日本癌治療学会の共同作業により「高齢者のがん薬物療法ガイドライン」が作成された．高齢がん患者を対象に臓器横断的な視点から作成されたはじめての診療ガイドラインである．総論と各論合わせて 12 のクリニカルクエスチョンが設定されており，治療方針の決定に有用な推奨文がそれぞれに付与されている．このガイドラインはMinds2014 に準拠しており，系統的なシステマティックレビューとともに，全体を通して不偏性と透明性を確保しながら作成された．とくに，推奨パネルは診療において意思決定に関わる様々な立場のメンバーで構成され，エビデンスの評価とともに，治療による益と害のバランス，高齢者がもつ特有の価値観などに基づいて推奨文が決定された．近年の診療ガイドラインは，臨床試験のデザイン重視の従来の手法から，エビデンスの確実性に加えて多面的な要因を考慮して推奨文を決定するよう変化しつつあり，このガイドラインもその大きな流れに沿ったものといえよう．診療ガイドラインは患者や家族，医療者の意思決定を支援することが目的である．本ガイドラインがその一助となることを期待している．

2019 年 6 月

日本癌治療学会がん診療ガイドライン作成・改訂委員会　委員長
名古屋大学大学院医学系研究科消化器外科学

小寺　泰弘

はじめに

前付

1. ガイドラインサマリー

CQ 1 高齢がん患者において，高齢者機能評価の実施は，がん薬物療法の適応を判断する方法として推奨されるか？

［推奨］

●高齢がん患者において，がん薬物療法の適応を判断する方法として，高齢者機能評価を実施することを提案する．【推奨の強さ：❷（合意率86％），エビデンスの強さ：●】

CQ 2 高齢者びまん性大細胞型B細胞リンパ腫の治療方針の判断に高齢者機能評価は有用か？

［推奨］

●高齢者びまん性大細胞型B細胞リンパ腫（DLBCL）に対して，治療方針の判断には高齢者機能評価を使わないことを提案する．【推奨の強さ：❷（合意率71％），エビデンスの強さ：●】

CQ 3 80才以上の高齢者びまん性大細胞型B細胞リンパ腫に対してアントラサイクリン系薬剤を含む薬物療法は推奨されるか？

［推奨］

●慎重な治療選択のもとで，アントラサイクリン系薬剤を含む薬物療法を行うことを提案する．【推奨の強さ：❷（合意率79％），エビデンスの強さ：●】

CQ 4 高齢者では切除不能進行再発胃がんに対して，経口フッ化ピリミジン製剤とシスプラチンまたはオキサリプラチンの併用は推奨されるか？

［推奨］

①HER2陰性切除不能進行再発胃がんの高齢患者ではシスプラチンを使用しないことを提案する．【推奨の強さ：❷（合意率85％），エビデンスの強さ：●】

②オキサリプラチンの併用を行うことを提案する．【推奨の強さ：❷（合意率69％），エビデンスの強さ：●】

CQ 5 結腸がん術後（R0切除，ステージⅢ）の70才以上の高齢者に対して，術後補助化学療法を行うことは推奨されるか？　行うことが推奨されるとすれば，どのような治療が推奨されるか？

［推奨］

①根治切除されたステージⅢ結腸がん術後の70才以上の高齢者に対して術後補助化学療法を行うことを提案する．【推奨の強さ：❷（合意率79％），エビデンスの強さ：●】

vii

はじめに

②補助化学療法を行う場合には，オキサリプラチン併用療法を行わないことを提案する．
【推奨の強さ：❷（合意率 71%），エビデンスの強さ：**C**】

CQ 6　切除不能進行再発大腸がんの高齢者の初回化学療法においてベバシズマブの使用は推奨されるか？

［推奨］

●切除不能進行再発大腸がんの高齢患者の初回化学療法においてベバシズマブを使用することを提案する．【推奨の強さ：❷（合意率 86%），エビデンスの強さ：**C**】

CQ 7　一次治療で完全奏効（CR）が得られた高齢者小細胞肺がんに対して，予防的全脳照射（PCI）は推奨されるか？

［推奨］

●一次治療で CR が得られた高齢者小細胞肺がんに対して，予防的全脳照射（PCI）を実施することを提案する．【推奨の強さ：❷（合意率 77%），エビデンスの強さ：**C**】

CQ 8　高齢者では完全切除後の早期肺がんに対してどのような術後補助薬物療法が推奨されるか？

［推奨］

①高齢者において，術後病期ⅠA/ⅠB/ⅡA 期の術後補助化学療法としてテガフール・ウラシル（UFT）の投与を実施することを提案する．【推奨の強さ：❷（合意率 79%），エビデンスの強さ：**B**】

②高齢者において，術後病期Ⅱ〜ⅢA 期の術後補助化学療法としてシスプラチン併用化学療法を実施することを明確に推奨することはできない．【推奨の強さ：なし，エビデンスの強さ：**B**】

CQ 9　高齢者非小細胞肺がんに対して，免疫チェックポイント阻害薬の治療は推奨されるか？

［推奨］

●高齢者非小細胞肺がんに対して免疫チェックポイント阻害薬の治療を実施することを提案する．【推奨の強さ：❷（合意率 86%），エビデンスの強さ：**B**】

CQ 10　高齢者ホルモン受容体陽性，HER2 陰性乳がんの術後化学療法でアントラサイクリン系抗がん薬を投与すべきか？

［推奨］

●化学療法を必要とするベースラインリスクの場合，アントラサイクリン系抗がん薬を含む治療を行うことを提案する．【推奨の強さ：❷（合意率 86%），エビデンスの強さ：**B**】

CQ 11　高齢者トリプルネガティブ乳がんの術後化学療法でアントラサイクリン系抗がん薬の省略は可能か？

［推奨］

●アントラサイクリン系抗がん薬を省略しないことを提案する．【推奨の強さ：❷（合意率

71％)，エビデンスの強さ：**B**】

CQ 12　高齢者 HER2 陽性乳がん術後に対して，術後薬物療法にはどのような治療が推奨されるか？
［推奨］
● トラスツズマブと化学療法の併用治療は，化学療法のみと比べ，推奨される．【推奨の強さ：**❶**（合意率 92％），エビデンスの強さ：**B**】

2. 診療アルゴリズム

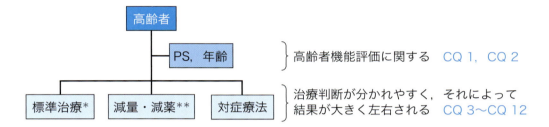

* 通常年齢の成人の標準治療または高齢者を対象に実施された臨床試験
** 多剤併用療法の一部を省く（減薬），標準用量から減量するなど，標準治療よりも強度を落とした低治療強度の治療

3. 重要用語の定義

①「高齢者」の定義

本ガイドラインでは，一部の CQ を除いて高齢者を暦年齢で具体的に示さず，エビデンスの評価や推奨決定の過程である程度の年齢幅を持たせて高齢者を定義した．治療の目的や内容によって「高齢であること」の臨床的な意義は異なり，さらに研究ごとに層別化やサブ解析の方法も異なるからである．

②「高齢者機能評価」と「高齢者総合機能評価」

老年医学では見つかった問題に対する介入を含めて高齢者総合機能評価（Comprehensive Geriatric Assessment：CGA）が用いられるが，臨床腫瘍学では老年医学の CGA の考え方を基本にしながらも，一般には介入を前提としていないことから，CGA と区別して高齢者機能評価（Geriatric Assessment：GA）が用いられる．したがって，本ガイドラインでは GA を用いた．

はじめに

■（I）作成組織・作成方針

1．作成組織
作成主体学会：日本臨床腫瘍学会，日本癌治療学会
協力学会：日本老年医学会

「高齢者のがん薬物療法ガイドライン」作成部会
- 統括委員会：
  - 委員長：　　　安藤　雄一（名古屋大学）
  - 副委員長：　　長島　文夫（杏林大学）
- 作成事務局：　安藤　雄一（名古屋大学）
- 作成委員：　　安藤　雄一（名古屋大学，全体統括）
  - 長島　文夫（杏林大学，総論・消化管）
  - 小川　朝生（国立がん研究センター東病院，総論グループリーダー）
  - 礒部　　威（島根大学，総論・呼吸器）
  - 鈴宮　淳司（島根大学，造血器グループリーダー）
  - 髙松　　泰（福岡大学，造血器）
  - 濱口　哲弥（埼玉医科大学国際医療センター，消化管グループリーダー）
  - 牧山　明資（JCHO 九州病院，消化管）
  - 武田　晃司（西日本がん研究機構，呼吸器グループリーダー）
  - 瀧川奈義夫（川崎医科大学，呼吸器）
  - 瀬戸　貴司（国立病院機構九州がんセンター，呼吸器）
  - 澤木　正孝（愛知県がんセンター，乳腺グループリーダー）
  - 下村　昭彦（国立がん研究センター中央病院，乳腺）
  - 中山　健夫（京都大学，Minds アドバイザー）
  - 佐藤　康仁（東京女子医科大学，Minds アドバイザー）
- システマティックレビューチーム協力委員：
  - 【総論】水谷　友紀（JCOG 運営事務局）
  - 野畑　宏之（長崎大学）
  - 松岡　　歩（名古屋大学）
  - 林　　直美（公立陶生病院）
  - 【血液】高橋　　勉（島根大学）
  - 佐々木秀法（福岡大学）
  - 満間　綾子（名古屋大学）
  - 【消化器】山口　敏史（大阪医科大学）
  - 関根　克敏（さいたま市立病院）
  - 柏田　知美（佐賀大学）
  - 前田　　修（名古屋大学）
  - 【呼吸器】久保　寿夫（岡山大学）
  - 赤松　弘朗（和歌山県立医科大学）

野崎　　要（国立病院機構九州がんセンター）
徳永　伸也（大阪市立総合医療センター）
津端由佳里（島根大学）
下方　智也（名古屋大学）
【乳腺】小林　　心（がん研有明病院）
藤田行代志（群馬県立がんセンター）
森田　佐知（名古屋大学）

・協力委員：
【看護師】大路　貴子（神戸市立医療センター西市民病院）
堤　　康晴（朝倉医師会病院）
浪岡　恭子（大館市立総合病院）
長崎　礼子（がん研有明病院）
【薬剤師】組橋　由記（徳島赤十字病院）
河原　昌美（金沢市立病院）
後藤　愛実（大阪医科大学）
坂田　幸雄（市立函館病院）
中村あゆみ（東名古屋病院）
和田　　敦（神戸低侵襲がん医療センター）
【定量解析】采野　　優（京都大学）
・外部協力委員：後藤　克幸（CBC テレビ）
花井　美紀（NPO 法人ミーネット）
・文献検索：　日本医学図書館協会
阿部　信一（東京慈恵会医科大学学術情報センター）
・外部評価委員：鈴木　裕介（名古屋大学，日本老年医学会）
小寺　泰弘（名古屋大学，日本癌治療学会）
田村　和夫（福岡大学，日本臨床腫瘍学会）
赤羽　　宏（銀座法律事務所）

ガイドライン委員会

委員長：　　中西　洋一（北九州市立病院機構）
副委員長：　高松　　泰（福岡大学）
委員：　　　岡本　　勇（九州大学）
岡本　　渉（広島大学）
片山　英樹（岡山大学）
高野　利実（虎の門病院）
堀田　勝幸（岡山大学）
矢野　真吾（東京慈恵会医科大学）
山中　竹春（横浜市立大学）

はじめに

2．作成経過
2.1．作成方針
　高齢者は多様な臨床背景を持ち，臨床試験に登録される割合も少なく臨床試験のエビデンスをそのまま参考にできないため，高齢者のがん薬物療法では標準治療の実施が時に困難となる．高齢化が進む日本において，患者・家族，医師や医療従事者にとって実地診療に有用となる診療ガイドラインが必要である．このような背景のもと，Minds2014 に準拠して，臨床試験のエビデンスとともに，益と害のバランス，高齢者特有の価値観など多面的な要因に基づいて治療方針を判断する道筋を具体的に示す目的で本ガイドラインを作成した．クリニカルクエスチョン（CQ）は，実際の診療で遭遇する，判断に迷う，そして臨床アウトカムの改善が見込まれるものを設定した．推奨は，意思決定にかかわる様々な立場のメンバーで構成された推奨パネルによって決定した．本ガイドラインは作成過程全体を通して不偏性と透明性を確保しながら作成された．

2.2．使用上の注意
　本ガイドラインが想定する利用者は，日本国内において高齢がん患者のがん薬物療法に従事する医師，薬剤師，看護師，そして患者・家族である．

2.3．利益相反
　公益社団法人日本臨床腫瘍学会の定める利益相反管理指針および管理規程に基づき，利益相反の自己申告を行っている．利益相反の自己申告は日本臨床腫瘍学会利益相反委員会により審議され，すべての委員・協力委員の本ガイドライン作成における適格性に問題のないことが確認されている．

2.4．作成資金
　日本臨床腫瘍学会および日本癌治療学会より拠出した．

2.5．組織編成
　ガイドライン作成委員に加えて，独立したシステマティックレビュー（SR）チーム，看護師・薬剤師の協力委員，Minds アドバイザーから構成された．

2.6．作成工程
　2016 年 4 月にガイドライン作成グループが発足，7 月初会合，8 月 SR 委員および協力委員を決定，11 月スコープ初版，協力委員のコメントを反映させたうえで，2017 年 3 月にスコープ最終版が完成した．2017 年 5 月文献検索および SR 開始，12 月 SR 終了，2018 年 1 月に推奨パネルを開催した．2018 年 5 月に草案について作成委員による相互査読を行い，12 月に草案が完成した．外部評価とパブリックコメント（2018 年 12 月 15 日から 2018 年 12 月 28 日）を反映させたうえで，2019 年 2 月に最終化，7 月に公開した．

（Ⅱ）スコープ

1．高齢者のがん薬物療法の基本的特徴
1.1．臨床的特徴
　前期高齢者は 65〜74 才，後期高齢では 75 才以上といった規定が本邦には存在するが，実地診療においては暦年齢を参考にしたうえで全身状態を評価して治療方針を提案することになる．高齢者では，発がん率が高く高齢者特有のがん種が存在する，臓器機能障害や併存症を有して

いる割合が高く多剤内服も多く薬物有害反応が生じやすい，軽度とされる薬物有害反応であっても身体機能低下などの機能障害に結びつきやすいなど，高齢者特有の問題が存在する．

また，このような高齢者特有の問題を内包していることから，適格規準に年齢上限の規定がない場合であっても結果的に臨床試験の対象から高齢者は除外されることが多い．つまり，臨床試験の対象と，実地診療で経験する多くの高齢者では，その背景が大きく異なる可能性があり，実地診療における高齢者では全身状態の評価が極めて重要である．

疾患の評価に加え，身体機能（ADL や IADL），認知機能，社会的要素，家庭環境などを確立した一定の評価手技に則って測定することを高齢者機能評価（geriatric assessment：GA）と呼び，一般高齢者の診療において老年医学の基本的考え方として確立している．一方，がん患者では，全身状態が急激に悪化することや，術後の影響が長期間にわたり続くことなど腫瘍学に特徴的な項目が存在するため，老年医学の考え方に加えて腫瘍学の考え方を反映して応用することが望まれる．

1.2. 疫学的特徴

平成 28 年度版「高齢社会白書」によると，わが国における 65 才以上の高齢者人口は過去最高の 3,392 万人に達し，総人口の 26.7％を占め，さらに 75 才以上の高齢者は 12.9％と，わが国は超高齢社会を迎えている．国立がん研究センターがん情報サービスによると 2014 年度のがん死亡者数は約 37 万人，そのうちの 83.7％が 65 才以上，58.2％が 75 才以上であり，高齢者の死亡原因として「がん」が 40％を占めている．

1.3. 診療の全体的な流れ

一般に，臨床試験においては暦年齢や PS，臓器機能が適格規準に含まれていることが多く，実地診療においてもこれらを用いて治療適応を判断することが行われている．しかしながら，高齢者においては，生理学的な変化による臓器・身体機能低下，多病・多剤内服，社会的機能低下など非高齢者とは異なった多様な患者背景が生じており，これらのリスクを見極めたうえで標準治療，何らかの減量治療，対症療法など，最善と思われる治療法を提案する必要がある．

国際老年腫瘍学会（International Society of Geriatric Oncology：SIOG）では，多様な背景を持つがん患者において，GA を行うことを推奨している．具体的な評価項目として，身体機能，認知機能，精神機能，多病（多剤内服），栄養，社会状況，老年症候群などである．これらを実施することで，通常の診察で把握できなかった問題の発見，有害事象の予測，予後予測の補助などにつながることが報告されている．

NCCN ガイドラインの 2016 Older Adult Oncology にて，これらの多様性も考慮した高齢者における治療法決定のプロセスの考え方を参照できる．治療予定の患者ごとに，余命，意思決定能力，治療目標と価値観，リスクの評価を行ったうえで適切な治療法を提案することがポイントである．このプロセスにおいて，老年医学の専門家をはじめとする多職種が協力して対応する集学的なチーム医療の重要性が認識されているが，本邦においてはまだこの工夫は構築の途上にある．

今後，本邦で構築すべきことは，多様な背景を持つ患者に対して（認知機能や意思決定能力の低下を認める場合も含めて），有用と思われる意思決定支援を実施できる医療体制を工夫することであろう．患者にとって「最善の医療」は，本人の意思決定能力に配慮して，本人の治療希望を把握し，「最善の医療」について様々なレベルで相談する場を持ちながら支援を継続することで達成可能である．腫瘍学の考え方のみならず，老年医学の考え方を広く理解して，協力する体制を構築することが重要である．

はじめに

2. 診療ガイドラインがカバーする内容に関する事項

2.1. タイトル
高齢者のがん薬物療法ガイドライン

2.2. 目的
生命予後の延長，副作用の軽減，QOL の維持

2.3. トピック
高齢がん患者のがん薬物療法

2.4. 想定利用者・施設
がん診療を行う施設の医師，薬剤師，看護師，患者・家族

2.5. ガイドラインがカバーする範囲
　がん薬物療法を受ける高齢者であるが，一部の CQ を除いて高齢者を暦年齢で具体的に示さず，エビデンスの評価や推奨決定の過程である程度の年齢幅を持たせて高齢者を定義した．また，薬物療法の適応になる基本的な条件を満たしており，PS 0 または 1，明らかな認知障害を認めず，主な臓器に機能異常を認めない患者を想定した．なお，小細胞肺がんの予防的全脳放射線照射（PCI）は，薬物療法に深く関連する臨床的に重要な CQ として選択した（CQ 7）．

　本ガイドラインが対象とする疾患は呼吸器，消化器，乳腺，血液の主要臓器を原発とする悪性腫瘍に限られているが，作成組織の経験やスキル，作成にかけられる時間やコストを考慮して，とくに日常臨床で遭遇する機会の多い領域のがん薬物療法に焦点を当てた．

2.6. 重要臨床課題
1. どのような高齢患者ががん薬物療法の適応となるか？
2. 高齢者の悪性リンパ腫にはどのような薬物療法が適切か？
3. 高齢者の胃がんにはどのような薬物療法が適切か？
4. 高齢者の大腸がんにはどのような薬物療法が適切か？
5. 高齢者の小細胞肺がんにはどのような薬物療法が適切か？
6. 高齢者の非小細胞肺がんにはどのような薬物療法が適切か？
7. 高齢者の乳がんにはどのような薬物療法が適切か？

2.7. 既存ガイドラインとの関係
　国内には高齢者のがん薬物療法について臓器横断的な視点をもって作成された診療ガイドラインはない．海外には高齢者のがん薬物療法に関する総論的なガイドラインがあるが，本ガイドラインのようにエビデンス総体，益と害のバランス，患者の価値観など多面的な評価と，意思決定にかかわる様々な立場のメンバーで構成される推奨パネルによって推奨を決定した診療ガイドラインではない．

　既存の臓器別ガイドラインの一部には高齢者のがん薬物療法について記載がある．本ガイドラインの作成メンバーは限られており，採用される考え方も限定的にならざるを得ないため，本ガイドラインと既存の臓器別ガイドラインの間にある程度の重複や相違があることは避けられない．しかし，診療ガイドラインの目的が患者や医療者の意思決定の支援であることを考えれば，多様な考え方を提示できるという意味で，いずれのガイドラインも重要である．

2.8. CQ リスト
課題 1. どのような高齢患者ががん薬物療法の適応となるか？
　CQ1. 高齢がん患者において，高齢者機能評価の実施は，がん薬物療法の適応を判断する方法として推奨されるか？

課題2. 高齢者の悪性リンパ腫にはどのような薬物療法が適切か？

CQ2. 高齢者びまん性大細胞型B細胞リンパ腫の治療方針の判断に高齢者機能評価は有用か？

CQ3. 80才以上の高齢者びまん性大細胞型B細胞リンパ腫に対してアントラサイクリン系薬剤を含む薬物療法は推奨されるか？

課題3. 高齢者の胃がんにはどのような薬物療法が適切か？

CQ4. 高齢者では切除不能進行再発胃がんに対して，経口フッ化ピリミジン製剤とシスプラチンまたはオキサリプラチンの併用は推奨されるか？

課題4. 高齢者の大腸がんにはどのような薬物療法が適切か？

CQ5. 結腸がん術後（R0切除，ステージⅢ）の70才以上の高齢者に対して，術後補助化学療法を行うことは推奨されるか？　行うことが推奨されるとすれば，どのような治療が推奨されるか？

CQ6. 切除不能進行再発大腸がんの高齢者の初回化学療法においてベバシズマブの使用は推奨されるか？

課題5. 高齢者の小細胞肺がんにはどのような薬物療法が適切か？

CQ7. 一次治療で完全奏効（CR）が得られた高齢者小細胞肺がんに対して，予防的全脳照射（PCI）は推奨されるか？

課題6. 高齢者の非小細胞肺がんにはどのような薬物療法が適切か？

CQ8. 高齢者では完全切除後の早期肺がんに対してどのような術後補助薬物療法が推奨されるか？

CQ9. 高齢者非小細胞肺がんに対して，免疫チェックポイント阻害薬の治療は推奨されるか？

課題7. 高齢者の乳がんにはどのような薬物療法が適切か？

CQ10. 高齢者ホルモン受容体陽性，HER2陰性乳がんの術後化学療法でアントラサイクリン系抗がん薬を投与すべきか？

CQ11. 高齢者トリプルネガティブ乳がんの術後化学療法でアントラサイクリン系抗がん薬の省略は可能か？

CQ12. 高齢者HER2陽性乳がん術後に対して，術後薬物療法にはどのような治療が推奨されるか？

3．システマティックレビューに関する事項

3.1．実施スケジュール

スコープ作成：7ヵ月

文献検索とシステマティックレビュー：7ヵ月

推奨決定から最終化：1年1ヵ月

3.2．エビデンスの検索

①エビデンスタイプ

個別研究論文：ランダム化比較試験，非ランダム化比較試験，観察研究.

既存の臓器別ガイドライン：スコープ作成およびクリニカルクエスチョン設定では，造血器腫瘍診療ガイドライン（2013年10月），胃癌治療ガイドライン（2014年5月），大腸癌治療ガイドライン（2016年11月），EBMの手法による肺癌診療ガイドライン（2016年12月），科学的根

拠に基づく乳癌診療ガイドライン（2015 年 7 月）を参考にした．一方，システマティックレビューでは，これら既存のガイドラインの結果をそのまま利用せず，すべて新たにシステマティックレビューを行った．

②データベース

PubMed，The Cochrane Library，医中誌

③検索方法

介入の検索に関しては PICO フォーマットを用いた．

④検索対象期間

すべてのデータベースで 1990 年から 2017 年 3 月まで

3.3. 文献の選択基準，除外基準

本ガイドラインと同じクリニカルクエスチョンに対応する既存の診療ガイドラインまたはシステマティックレビュー論文のうち，Minds2014 に準拠して作成されたものは存在しなかったため，すべて新たにシステマティックレビューを行った．システマティックレビューは，採用条件を満たすランダム化比較試験を優先したが，採用条件を満たすランダム化比較試験が十分に存在しない場合には観察研究も対象とした．採択条件を満たす観察研究も存在しない場合は，ガイドライン作成委員とシステマティックレビューチームの協議により，クリニカルクエスチョンの解釈に変更を加えた（CQ 10 および CQ 12）．

3.4. エビデンスの評価と統合の方法

エビデンス総体の評価方法，エビデンス総体の示す強さの表現方法はすべて Minds2014 に準拠した．質的統合を基本としたが，CQ 11 についてはデザインの類似する介入研究が複数存在したため量的統合（メタアナリシス）を実施した．

4. 推奨決定から最終化，公開に関する事項

4.1. 推奨作成の基本方針

推奨作成の基本方針は，Minds2014 に準拠するとともに，とくに推奨パネルの構成員に看護師，薬剤師，患者の意見を代表する委員を加えることによって，医師以外の視点を取り入れるよう配慮した．推奨パネルの構成員は総論，造血器，消化管，呼吸器，乳腺の各領域で計 10 名以上 14 名以内とした．内訳は，作成グループから当該領域の 2 名以上を含む 7 名以上，協力委員から看護師または薬剤師合わせて 2 名以上，一般 2 名とした．推奨決定は修正デルファイ法に従い，領域サブリーダーが作成した推奨文案に対して，推奨パネルにおいて 3 回まで投票を行い，3 分の 2 以上の賛成により決定した．投票によって決定できない場合は「推奨なし」とした．なお，医療費や資源の利用についてはアウトカムに含めず推奨決定の段階で評価した．システマティックレビューチームは陪席して，パネル委員からの質問に対してのみ回答した．2018 年 1 月 8 日および 14 日の 2 回に分けて推奨パネルを開催した．

推奨パネルでは，アウトカム全般のエビデンスの強さ（表 1），益と害のバランスを中心に，患者の価値観や好み，負担，医療コストや資源などを加味して総合的に勘案して決定した．推奨の強さは，1：強く推奨する，2：弱く推奨する（提案する）として，エビデンスの強さを併記した（表 2）．明確な推奨ができない場合は「なし」とした．

4.2. 最終化

2018 年 5 月に草案初稿に対して作成委員間で相互査読を行った．12 月に外部評価とパブリックコメントを反映させたうえで，2019 年 2 月に最終化，7 月に公開した．

表1 推奨決定のための，アウトカム全般のエビデンスの強さ	
Ⓐ（強）	効果の推定値に強い確信がある
Ⓑ（中）	効果の推定値に中程度の確信がある
Ⓒ（弱）	効果の推定値に対する確信は限定的である
Ⓓ（とても弱い）	効果の推定値がほとんど確信できない

(Minds 2014 マニュアル，p.151 より作成)

表2 推奨の強さ，および，推奨文の記載方法
①推奨の強さの記載方法 　推奨の強さ「1」：強く推奨する 　推奨の強さ「2」：弱く推奨する（提案する） 　（推奨の強さ「なし」：明確な推奨ができない） ②推奨文の記載方法 　推奨文は，上記推奨の強さ①にエビデンスの強さ（A, B, C, D）を併記し，以下のように記載する． 　1）患者 P に対して治療 I を行うことを推奨する（1A） 　　　＝（強い推奨，強い根拠に基づく） 　2）患者 P に対して治療 I を行うことを条件付きで推奨する（2C） 　　　＝（弱い推奨，弱い根拠に基づく） 　3）患者 P に対して治療 I を行わないことを推奨する（2D） 　　　＝（弱い推奨，とても弱い根拠に基づく） 　4）患者 P に対して治療 I を行わないことを強く推奨する（1B） 　　　＝（強い推奨，中程度の根拠に基づく）

(Minds 2014 マニュアル，p.148 より作成)

4.3. 外部評価の具体的な方法

　外部評価は，日本老年医学会，日本癌治療学会，日本臨床腫瘍学会の会員であり，本ガイドラインの作成から独立した有識者に依頼した．パブリックコメントは，日本臨床腫瘍学会および日本癌治療学会会員にメールで周知するとともに各学会ホームページ上に公開した（2018 年12 月 15 日から 2018 年 12 月 28 日）．診療ガイドライン作成グループは外部評価の結果を吟味し，その結果を踏まえて内容の修正を行い，2019 年 2 月にメール会議にて合意に至った．

4.4. 公開

　外部評価，パブリックコメントへの対応が終了した後，ガイドライン統括委員会が公開の最終決定を行った．

（Ⅲ）公開後の取り組み

1. 公開後の組織体制

　ガイドライン公開後も統括委員会および作成委員会は活動を継続し，診療ガイドラインの導入促進，有効性評価，診療ガイドラインの推奨に影響を及ぼす新たな研究の出現チェックなどを行う．システマティックレビューチームおよび協力委員は解散する．

2. 導入

　印刷版および電子版によって公開する．印刷版は書籍として，電子版は日本臨床腫瘍学会および日本癌治療学会ホームページ上で公開する．ガイドラインの活用を促進するために，学術

xvii

はじめに

集会等で周知を図る．本ガイドラインには一般向けサマリーが掲載されている

3．有効性評価

　本ガイドラインの有効性の評価のために，診療ガイドラインの導入によって患者アウトカムが改善したかどうかを，クオリティーインディケータ（QI）により評価することを検討する．また，本ガイドラインに対する患者と医療者の満足度の評価を予定する．

4．改訂

　本ガイドラインは，新しいエビデンスや医療情勢の変化によって定期的な改訂が必要である．およそ3から4年を目途に改訂を検討する．本ガイドラインが対象とする疾患は呼吸器，消化器，乳腺，血液の主要臓器を原発とする悪性腫瘍に限られているが，今後対象とすべき重要な課題には，その他の臓器を原発とする悪性腫瘍，支持療法，フォローアップ（サバイバーシップ），患者指導も含まれる．

はじめに

「高齢者のがん薬物療法ガイドライン」の利益相反事項の開示について

本ガイドラインは,日本医学会が定めた「診療ガイドライン策定参加資格基準ガイダンス(平成 29 年 3 月)」に準拠した上で作成された.報告対象とする企業等(以下,報告対象企業等とする)は,医薬品・医療機器メーカー等医療関係企業一般並びに医療関係研究機関等の企業・組織・団体とし,医学研究等に研究資金を提供する活動もしくは医学・医療に関わる活動をしている法人・団体等も含めた.

<利益相反状態開示項目> 該当する場合具体的な企業名(団体名)を記載,該当しない場合は "該当なし" と記載する.

1. 本務以外に団体の職員,顧問職等の報酬として,年間 100 万円以上受領している報告対象企業名
2. 株の保有と,その株式から得られた利益として,年間 100 万円以上受領している報告対象企業名
3. 特許権使用料の報酬として,年間 100 万円以上受領している報告対象企業名
4. 会議の出席(発表,助言など)に対する講演料や日当として,年間 50 万円以上受領している報告対象企業名
5. パンフレット,座談会記事等に対する原稿料として,年間 50 万円以上受領している報告対象企業名
6. 年間 100 万円以上の研究費(産学共同研究,受諾研究,治験など)を受領している報告対象企業名
7. 年間 100 万円以上の奨学(奨励)寄附金を受領している,または,寄付講座に属している場合の報告対象企業名
8. 訴訟等に際して顧問料及び謝礼として年間 100 万円以上受領している報告対象企業名
9. 年間 5 万円以上の旅行,贈答品などの報告対象企業名

下記に本ガイドラインの作成にあたった委員の利益相反状態を開示します.

<診療ガイドライン委員会参加者の COI 開示>

氏名(所属機関)	利益相反開示項目				
	開示項目 1	開示項目 2	開示項目 3	開示項目 4	開示項目 5
	開示項目 6	開示項目 7	開示項目 8	開示項目 9	－
安藤 雄一 (名古屋大学)	該当なし	該当なし	該当なし	中外製薬,バイエル薬品	該当なし
	イーライリリー,ノバルティス	イーライリリー,エーザイ,小野薬品工業,協和発酵キリン,ゲオホールディングス,大鵬薬品工業,中外製薬,持田製薬,ヤクルト本社	該当なし	該当なし	
長島 文夫 (杏林大学)	該当なし	該当なし	該当なし	該当なし	該当なし
	エーザイ,MSD,小野薬品,協和発酵キリン,ジェイファーマ,大鵬薬品工業,大日本住友,バクスアルタ,ヤンセンファーマ	大鵬薬品工業,第一三共,武田薬品工業,中外製薬,持田製薬,ヤクルト本社	該当なし	該当なし	
礒部 威 (島根大学)	該当なし	該当なし	該当なし	アストラゼネカ	該当なし
	アストラゼネカ,第一三共	該当なし	該当なし	該当なし	
小川 朝生 (国立がん研究センター東病院)	該当なし	該当なし	該当なし	MSD	該当なし
	該当なし	該当なし	該当なし	該当なし	
佐藤 康仁 (東京女子医科大学)	該当なし	該当なし	該当なし	該当なし	該当なし
	該当なし	該当なし	該当なし	該当なし	
澤木 正孝 (愛知県がんセンター)	該当なし	該当なし	該当なし	該当なし	該当なし
	該当なし	該当なし	該当なし	該当なし	
下村 昭彦 (国立がん研究センター中央病院)	該当なし	該当なし	該当なし	該当なし	該当なし
	該当なし	該当なし	該当なし	該当なし	
鈴宮 淳司 (島根大学)	該当なし	該当なし	該当なし	アッヴィ,エーザイ,セルジーン,武田薬品工業,中外製薬,ヤンセンファーマ	該当なし
	協和発酵キリン,シンバイオ製薬,セルジーン,セルトリオン	アステラス製薬,エーザイ,セルジーン,協和発酵キリン,武田薬品工業,中外製薬,富山化学工業,ファイザー	該当なし	該当なし	
瀬戸 貴司 (国立病院機構九州がんセンター)	該当なし	該当なし	該当なし	アストラゼネカ,MSD,小野薬品工業,大鵬薬品工業,中外製薬,日本イーライリリー,日本ベーリンガーインゲルハイム,ファイザー	該当なし
	アステラス製薬,アストラゼネカ,エーザイ,MSD,キッセイ薬品工業,第一三共,中外製薬,日本イーライリリー,日本ベーリンガーインゲルハイム,ノバルティスファーマ,ファイザー,ベラステム,メルクセローノ,ヤクルト本社	該当なし	該当なし	該当なし	

（作成ワーキンググループ委員）

xix

はじめに

氏名（所属機関）	利益相反開示項目				
	開示項目1	開示項目2	開示項目3	開示項目4	開示項目5
	開示項目6	開示項目7	開示項目8	開示項目9	−

作成ワーキンググループ委員

氏名（所属機関）	開示項目1 / 6	開示項目2 / 7	開示項目3 / 8	開示項目4 / 9	開示項目5 / −
高松　泰（福岡大学）	該当なし	該当なし	該当なし	小野薬品工業，協和発酵キリン，セルジーン，大正富山	該当なし
	該当なし	アステラス，小野薬品工業，協和発酵キリン，大正富山，大鵬薬品工業，武田薬品工業，中外製薬，ファイザー，ブリストルマイヤーズ，ベックマンコールター	該当なし	該当なし	
瀧川　奈義夫（川崎医科大学）	該当なし	該当なし	該当なし	日本ベーリンガーインゲルハイム	該当なし
	日本ベーリンガーインゲルハイム	日本イーライリリー，小野薬品工業，日本ベーリンガーインゲルハイム	該当なし	該当なし	
武田　晃司（西日本がん研究機構）	該当なし	該当なし	該当なし	該当なし	該当なし
	MSD，アステラス製薬，アストラゼネカ，アッヴィ，小野薬品工業，クインタイルズ・トランスナショナル・ジャパン，グラクソ・スミスクライン，クリニペース，大鵬薬品工業，中外製薬，日本イーライリリー，日本ベーリンガーインゲルハイム，ファイザー，ブリストル・マイヤーズ，メルクセローノ	該当なし	該当なし	該当なし	
中山　健夫（京都大学）	該当なし	該当なし	該当なし	大塚製薬	該当なし
	草津市役所	長安会中村病院，日本医療データセンター	該当なし	該当なし	
濱口　哲弥（埼玉医科大学国際医療センター）	該当なし	該当なし	該当なし	該当なし	該当なし
	イーライリリー，MSD，小野薬品工業，サノフィ，大鵬薬品工業，大日本住友製薬，帝人ファーマ	該当なし	該当なし	該当なし	
牧山　明資（JCHO九州病院）	該当なし	該当なし	該当なし	該当なし	
	該当なし	該当なし	該当なし	該当なし	

システマティックレビューチーム

氏名（所属機関）	開示項目1 / 6	開示項目2 / 7	開示項目3 / 8	開示項目4 / 9	開示項目5 / −
赤松　弘朗（和歌山県立医科大学）	該当なし	該当なし	該当なし	アストラゼネカ，大鵬薬品工業，中外製薬，日本イーライリリー	該当なし
	MSD	該当なし	該当なし	該当なし	
柏田　知美（佐賀大学）	該当なし	該当なし	該当なし	該当なし	該当なし
	該当なし	該当なし	該当なし	該当なし	
久保　寿夫（岡山大学）	該当なし	該当なし	該当なし	該当なし	該当なし
	小野薬品工業	該当なし	該当なし	該当なし	
小林　心（がん研有明病院）	該当なし	該当なし	該当なし	該当なし	該当なし
	該当なし	該当なし	該当なし	該当なし	
佐々木秀法（福岡大学）	該当なし	該当なし	該当なし	該当なし	該当なし
	該当なし	該当なし	該当なし	該当なし	
下方　智也（名古屋大学）	該当なし	該当なし	該当なし	該当なし	該当なし
	該当なし	該当なし	該当なし	該当なし	
関根　克敏（さいたま市立病院）	該当なし	該当なし	該当なし	該当なし	該当なし
	該当なし	該当なし	該当なし	該当なし	
高橋　勉（島根大学）	該当なし	該当なし	該当なし	該当なし	該当なし
	該当なし	アステラス製薬，エーザイ，協和発酵キリン，中外製薬，武田薬品工業，富山化学工業，ファイザー	該当なし	該当なし	
津端　由佳里（島根大学）	該当なし	該当なし	該当なし	第一三共	該当なし
	小野薬品工業，第一三共	該当なし	該当なし	該当なし	
徳永　伸也（大阪市立総合医療センター）	該当なし	該当なし	該当なし	該当なし	該当なし
	該当なし	該当なし	該当なし	該当なし	
野崎　要（国立病院機構九州がんセンター）	該当なし	該当なし	該当なし	該当なし	該当なし
	MSD	該当なし	該当なし	該当なし	
野畑　宏之（長崎大学）	該当なし	該当なし	該当なし	該当なし	該当なし
	該当なし	該当なし	該当なし	該当なし	
林　直美（公立陶生病院）	該当なし	該当なし	該当なし	該当なし	該当なし
	該当なし	該当なし	該当なし	該当なし	
藤田　行代志（群馬県立がんセンター）	該当なし	該当なし	該当なし	該当なし	該当なし
	該当なし	該当なし	該当なし	該当なし	

はじめに

氏名（所属機関）	開示項目1 / 開示項目6	開示項目2 / 開示項目7	開示項目3 / 開示項目8	開示項目4 / 開示項目9	開示項目5 / －
システマティックレビューチーム					
前田 修（名古屋大学）	該当なし / 該当なし	該当なし / 該当なし	該当なし / 該当なし	該当なし / 該当なし	該当なし /
松岡 歩（名古屋大学）	該当なし / 該当なし	該当なし / 該当なし	該当なし / 該当なし	該当なし / 該当なし	該当なし /
水谷 友紀（JCOG運営事務局）	該当なし / 該当なし	該当なし / 該当なし	該当なし / 該当なし	該当なし / 該当なし	該当なし /
満間 綾子（名古屋大学）	該当なし / 該当なし	該当なし / 該当なし	該当なし / 該当なし	該当なし / 該当なし	該当なし /
森田 佐知（名古屋大学）	該当なし / 該当なし	該当なし / 該当なし	該当なし / 該当なし	該当なし / 該当なし	該当なし /
山口 敏史（大阪医科大学）	該当なし / 該当なし	該当なし / 該当なし	該当なし / 該当なし	該当なし / 該当なし	該当なし /
協力委員					
采野 優（京都大学）	該当なし / 該当なし	該当なし / 該当なし	該当なし / 該当なし	該当なし / 該当なし	該当なし /
大路 貴子（神戸市立医療センター西市民病院）	該当なし / 該当なし	該当なし / 該当なし	該当なし / 該当なし	該当なし / 該当なし	該当なし /
河原 昌美（金沢市立病院）	該当なし / 該当なし	該当なし / 該当なし	該当なし / 該当なし	該当なし / 該当なし	該当なし /
組橋 由記（徳島赤十字病院）	該当なし / 該当なし	該当なし / 該当なし	該当なし / 該当なし	該当なし / 該当なし	該当なし /
中村 あゆみ（東名古屋病院）	該当なし / 該当なし	該当なし / 該当なし	該当なし / 該当なし	該当なし / 該当なし	該当なし /
後藤 愛実（大阪医科大学）	該当なし / 該当なし	該当なし / 該当なし	該当なし / 該当なし	該当なし / 該当なし	該当なし /
坂田 幸雄（市立函館病院）	該当なし / 該当なし	該当なし / 該当なし	該当なし / 該当なし	該当なし / 該当なし	該当なし /
堤 康晴（朝倉医師会病院）	該当なし / 該当なし	該当なし / 該当なし	該当なし / 該当なし	該当なし / 該当なし	該当なし /
長崎 礼子（がん研有明病院）	該当なし / 該当なし	該当なし / 該当なし	該当なし / 該当なし	該当なし / 該当なし	該当なし /
浪岡 恭子（大館市立総合病院）	該当なし / 該当なし	該当なし / 該当なし	該当なし / 該当なし	該当なし / 該当なし	該当なし /
和田 敦（神戸低侵襲がん医療センター）	該当なし / 該当なし	該当なし / 該当なし	該当なし / 該当なし	該当なし / 該当なし	該当なし /
外部協力委員					
後藤 克幸（CBCテレビ）	該当なし / 該当なし	該当なし / 該当なし	該当なし / 該当なし	該当なし / 該当なし	該当なし /
花井 美紀（NPO法人ミーネット）	該当なし / 該当なし	該当なし / 該当なし	該当なし / 該当なし	該当なし / 該当なし	該当なし /
外部評価委員					
赤羽 宏（銀座法律事務所）	該当なし / 該当なし	該当なし / 該当なし	該当なし / 該当なし	該当なし / 該当なし	該当なし /
小寺 泰弘（名古屋大学）	該当なし / 小野薬品工業, 大鵬薬品工業, 中外製薬, 日本イーライリリー	該当なし / アッヴィ, 小野薬品工業, コヴィディエン, サノフィ, 大鵬薬品工業, 武田薬品工業, 中外製薬, 日本イーライリリー, 日本化薬, 日本血液製剤機構, ノバルティスファーマ, ファイザー, ブリストルマイヤーズ, ヤクルト本社	該当なし / 該当なし	小野薬品工業, 大鵬薬品工業, 中外製薬, 日本イーライリリー / 該当なし	該当なし /
鈴木 裕介（名古屋大学）	該当なし / 該当なし	該当なし / 該当なし	該当なし / 該当なし	MSD, 第一三共 / 該当なし	該当なし /
田村 和夫（福岡大学）	該当なし / 該当なし	該当なし / 該当なし	該当なし / 該当なし	該当なし / 小野薬品工業	イーライリリー, エーザイ, 小野薬品工業, 協和発酵キリン, セルジーン /

五十音順に記載

診療ガイドライン策定に関連して，資金を提供した企業
該当なし

対象年月日　2015.1.1 ～ 2017.12.31

ガイドライン発行から過去3年分の利益相反関連事項を開示しています．
学会の事業活動に関連して資金提供いただいた企業は，日本臨床腫瘍学会ホームページにて公開しております．
合併に伴う社名変更などもありますが企業等との経済的関係が発生した時期について記載しています．
日本臨床腫瘍学会　利益相反問題管理委員会

目　次

はじめに ……………………………………………………………………………………… vii

総　論

CQ 1 高齢がん患者において，高齢者機能評価の実施は，がん薬物療法の適応を判断する
方法として推奨されるか？ ……………………………………………………………… 2

造血器

CQ 2 高齢者びまん性大細胞型 B 細胞リンパ腫の治療方針の判断に高齢者機能評価は有用
か？ ………………………………………………………………………………………… 8

CQ 3 80 才以上の高齢者びまん性大細胞型 B 細胞リンパ腫に対してアントラサイクリン
系薬剤を含む薬物療法は推奨されるか？ ……………………………………………… 13

消化管

CQ 4 高齢者では切除不能進行再発胃がんに対して，経口フッ化ピリミジン製剤とシスプ
ラチンまたはオキサリプラチンの併用は推奨されるか？ …………………………… 20

CQ 5 結腸がん術後（RO 切除，ステージ Ⅲ）の 70 才以上の高齢者に対して，術後補助化
学療法を行うことは推奨されるか？　行うことが推奨されるとすれば，どのような
治療が推奨されるか？ …………………………………………………………………… 25

CQ 6 切除不能進行再発大腸がんの高齢者の初回化学療法においてベバシズマブの使用は
推奨されるか？ …………………………………………………………………………… 29

呼吸器

CQ 7 一次治療で完全奏効（CR）が得られた高齢者小細胞肺がんに対して，予防的全脳照射
（PCI）は推奨されるか？ ………………………………………………………………… 36

CQ 8 高齢者では完全切除後の早期肺がんに対してどのような術後補助薬物療法が推奨され
るか？ ……………………………………………………………………………………… 41

CQ 9 高齢者非小細胞肺がんに対して，免疫チェックポイント阻害薬の治療は推奨される
か？ ………………………………………………………………………………………… 46

乳　腺

CQ 10 高齢者ホルモン受容体陽性，HER2 陰性乳がんの術後化学療法でアントラサイクリン系抗がん薬を投与すべきか？ ……………………………………………52

CQ 11 高齢者トリプルネガティブ乳がんの術後化学療法でアントラサイクリン系抗がん薬の省略は可能か？ ……………………………………………………57

CQ 12 高齢者 HER2 陽性乳がん術後に対して，術後薬物療法にはどのような治療が推奨されるか？ ……………………………………………………………63

一般向けサマリー ………………………………………………………………69

総論

高齢者のがん薬物療法ガイドライン

CQ 1

高齢がん患者において，高齢者機能評価の実施は，がん薬物療法の適応を判断する方法として推奨されるか？

推奨

● 高齢がん患者において，がん薬物療法の適応を判断する方法として，高齢者機能評価を実施することを提案する．

【推奨の強さ：❷（合意率 86%），エビデンスの強さ：Ⓒ】

CQ の背景

1．高齢がん患者の特徴

　高齢者では，生理学的な変化による臓器・身体機能低下，多病・多剤内服，社会的機能低下など非高齢者とは異なった多様な患者背景が生じており，これらのリスクを把握したうえで，治療法を提案することが必要である．したがって，臓器機能，performance status（PS）などの適格基準のみを用いて，がん薬物療法の適応を判断するだけでは十分とはいえない高齢者が存在する．

2．高齢者機能評価

　老年医学では高齢者機能評価（geriatric assessment：GA）が実施されてきた．これは，疾患の評価に加え，身体機能（ADL や IADL），認知機能，社会的要素，家庭環境などを確立した一定の評価手技に則って測定することであり，すでに一般高齢者の診療において老年医学の基本的考え方として確立している．がん診療においては，治療毒性や療養生活の質の低下を予測する指標として，またターゲットを明確にした支持療法の提供や，治療による生存期間の延長の可能性を検討するなど，治療方針決定の指針として用いることが試みられてきた．GA の実施には，時間的・人的な負担がかかる課題はあるものの，国際老年腫瘍学会（SIOG）では GA の実施を推奨している．

　一方，がん患者では，全身状態が急激に悪化することや，治療の影響が長期間にわたり続く場合があるなど臨床腫瘍学に特徴的な事項が存在するため，老年医学と臨床腫瘍学双方の考え方を治療に反映することが望まれる．

3．標準治療の高齢者への一般化

　一般に，標準治療の確立のためには，治療アウトカムとして生存期間の延長を中心としたエンドポイントを設定して治療開発が積み重ねられ，エビデンスの構築がなされてきた．高齢者のがん診療では，生存期間の延長に加えて，生活機能の障害を抱えることなく日常生活を維持することやQOLを損ねないことを重視するなど，非高齢者と比較して，治療目標を柔軟に設定する場合も生じる．非高齢者で確立している標準治療を高齢者において一般化することは必ずしも容易ではない．また，経口抗がん薬については，認知機能が低下しているあるいは服薬管理が困難な場合は，薬物有害反応に対する初期対応が不十分あるいは不適切となって重篤化する可能性がある．投与が簡便であろうという理由のみで患者背景の詳細を把握することなく安易に処方しないよう，十分に配慮すべきである．

4．日本の現状

　日本では，がん患者の治療方針を多職種を含むキャンサーボードやカンファレンスなどで議論することが普及しつつあるが，高齢者や身体的・精神的・社会的に脆弱な患者に対して特別な配慮をするという考え方が定着しているわけではない．治療によるリスクとベネフィットのバランスを考慮して治療法を検討していると推定されるが，老年医学で有用性が確立しているGAを日本のがん診療においても活用することが期待される．

　以上より，「どのような高齢患者ががん薬物療法の適応となるか」という重要臨床課題に対して，「高齢がん患者において，GAの実施は，がん薬物療法の適応を判断する方法として推奨されるか？」というクリニカルクエスチョン（CQ）を設定して検討した．

▌解説

　老年医学の分野ではGAによる多面的な評価を行い，みつかった問題に対して多職種チームによる適切な介入を行うことで予後を改善するというエビデンスが存在している[1]．また，国際老年腫瘍学会（SIOG）ガイドラインは，日常臨床で見逃されていた問題の発見，治療方針の決定，予後の予測，有害事象の予測に有用であるという理由から，がん領域でもGAを実施するよう推奨している[2,3]．そこで，がん薬物療法の適応が考慮されている65才以上の高齢がん患者に対して，暦年齢やPSに基づく主治医判断による治療方針の決定と比較して，GAを適用した治療方針の決定が，生存期間（OS）の延長，有害事象の減少に有用であるかを検討した．本CQでは，高齢がん患者の直接の利益，不利益となるアウトカムとしてOSの延長，グレード3以上の有害事象の発生，QOLの改善，予定治療の完遂を採用した．

　このCQに回答するためには，GAを適用した治療決定群（介入群）と主治医判断による治療決定群（対照群）の2群間で比較すべきであるが，そのようなデザインの研究はランダム化比較試験（RCT）1件[4]，観察研究1件[5]のみ存在した．そのため，観察研究のうち，主治医判断によりレジメンが決定されたコホート（単一コホート）について，GAによる予後予測（全生存期間，予定治療の完遂，有害事象の予測）を検討している論文も採用した．また，早期死亡（early death），身体機能の低下（functional decline）は高齢者研究の重要なアウトカムとして一般に評価されるため，有害事象に含めて評価した．

　CQに一致するRCTは1件のみ[4]であった．この試験は，70才以上の非小細胞肺がん患者

449 例を対象に，暦年齢，PS で治療レジメンを決定する標準治療群 251 例と比較して，GA を用いて治療レジメンを決定する試験治療群 243 例の無治療不成功期間（treatment failure free survival：TFFS）における優越性を検証する第 III 相試験である．標準療法群では，75 才以下および PS 0〜1 の患者のうち非扁平上皮がんをカルボプラチン＋ペメトレキセド，扁平上皮がんをカルボプラチン＋ゲムシタビンに，76 才以上かつ/または PS 2 の患者をドセタキセル単剤に割り付けた．一方，試験治療群では，PS，ADL，IADL，MMSE（Mini-Mental State Exam），老年症候群，合併症，うつ病のスコアに基づいて，患者をあらかじめ定義された fit，vulnerable，frail に分類し，それぞれ fit かつ非扁平上皮がんはカルボプラチン＋ペメトレキセド，fit かつ扁平上皮がんはカルボプラチン＋ゲムシタビン，vulnerable はドセタキセル単剤，frail は対症療法（BSC）に割付けた．結果として，OS については，GA 群と対照群で有意差は認められず（6.4 ヵ月 vs. 6.1 ヵ月，ハザード比 0.92，95％信頼区間 0.79〜1.1），有害事象については，全グレードでは GA 群で有意に少なかったが（85.6％ vs. 93.4％，$p = 0.015$），本 CQ のアウトカムとして採用したグレード 3 以上の重篤な有害事象では有意差を認めなかった（71.3％ vs. 67.9％，$p = 0.41$）．

観察研究のうち，GA 群と対照群（主治医判断による治療決定群）を比較した研究は 1 件のみ[5] であった．これは 70 才以上のすべてのがんを対象に，主治医判断によって治療レジメンを決定した群 70 例と，GA を適用した治療選択群 65 例を比較した試験であり，主要評価項目はグレード 3 以上の有害事象，予定治療完遂率であった．さらにこの研究では，GA を実施したあとに介入が行われている点が注目される．GA を実施した 70.7％にその後平均 6.2±2.6 個の介入が行われた．その結果，GA 実施後に介入を行うことにより有意に予定治療完遂率が上昇し（オッズ比 4.14，95％信頼区間 1.50〜11.42），有害事象の発生は減少する傾向にあった（オッズ比 0.69，95％信頼区間 0.35〜1.37）．

他の観察研究はすべて，主治医により治療レジメンが決定された単一コホートに対して，治療開始前の GA の各ドメインが，OS，予定治療の完遂率，グレード 3 以上の有害事象のそれぞれ予測因子となるかを検討した研究であった．OS について検討した 3 論文[6〜8] では，栄養，身体機能[6]，うつ状態，栄養[8]，社会サポート，身体機能，合併症，うつ状態[7] がそれぞれ OS の予測に有用であった．次に，予定治療完遂率について検討した 2 論文[6,9] では，栄養[6]，合併症，IADL[9] が予定治療完遂率の予測に有用であった．最後に，有害事象の予測について検討した 7 論文[9〜15] では，合併症と IADL[9]，IADL（血液毒性）と MMSE（非血液毒性）[10]，うつ状態と IADL[11]，身体機能（IADL，ADL，転倒）と社会活動[12,13]，栄養と IADL[14]，栄養と身体機能[15] が有害事象の予測に有用であった．以上より，これらの GA ドメインのうち，身体機能（ADL，IADL），栄養状態，合併症の評価が有用であると考えられた．

システマティックレビューで評価したアウトカムのうち，OS の延長，グレード 3 以上の有害事象の減少については，RCT[4] のエビデンス総体が優先される．したがって，GA を適用した治療方針の決定は，暦年齢や PS などに基づく主治医判断の治療方針の決定と比較して，OS や，グレード 3 以上の有害事象に有意差を見出せない，と結論される．ただし，この RCT では，①GA 実施後の介入が規定されておらず主治医に任せられていたこと，②GA の有用性の評価よりも，試験で規定された治療レジメンを評価している試験であること，③fit/vulnerable/frail の層別化の基準が適切かなどの試験デザインに関する問題点が指摘されるため，GA の有用性の解釈には注意が必要である．すなわち，この試験の結果のみで「GA は有用でない」とは判断できない．この研究では，GA でみつけられた問題に対して適切な介入を行うことで，OS が延長される可能性については回答できない．また，本試験ではすべてのグレードの有害事象が GA

を適用した群で有意に減少している点は見逃せないであろう．すなわち，グレード1および2の有害事象はGA群で少なく，重篤ではないこれらの有害事象が高齢者に及ぼす影響は検討されていない．さらに，観察研究のエビデンス総体は，身体機能，栄養，合併症などいくつかのドメインが予後や有害事象の予測に有用であることを示している．CARGスコア[12,13]，CRASHスコア[10] など，GAに基づく有害事象の予測スコアが，欧米を中心に日常臨床ですでに利用されている実績を考慮すると，本CQに対しては「弱い推奨」が妥当と考えられる．

予定治療の完遂率については，RCTは存在せず，観察研究のエビデンス総体（弱い）に基づいて判断される．GAは予定治療の完遂率の予測に有用であり，かつGA後に介入を行うことで，主治医判断による治療決定群（介入なし）と比較して，予定治療完遂率は有意に上昇すると考えられる．QOLの改善についての論文は，検索した範囲ではみつけることができなかった．

なお，どのGA評価ツールを使用するべきかについての明確なコンセンサスはない．

【投票結果】

パネル構成員14名による投票の結果,「行うことを弱く推奨する」が12票,「行わないことを弱く推奨する」が2票であり，推奨の強さは「行うことを弱く推奨する（提案する）」に決定した．

【今後の研究課題】

本CQではGAでみつかった問題に対する介入については言及しておらず，またGA実施後の介入まで規定した研究はKalsiらの観察研究[5] のみであった．したがって，GA実施後にみつかった問題に対して適切な介入を行うことで，患者の直接アウトカム（OS延長，有害事象の減少）が改善できるかどうかを検討する研究が重要である．さらに，高齢がん患者の直接の利益，不利益となるアウトカムとして生存期間の延長が指標として最も適切であるかという点にはまだ議論の余地があり，QOLの改善や，身体機能・認知機能の維持などについての高齢者にアンケート調査を実施するなど，高齢者の価値観についての検討が必要である．

文献

1) Ellis G, et al. Comprehensive geriatric assessment for older adults admitted to hospital. Cochrane Database Syst Rev 2011: CD006211
2) Puts MT, et al. Use of geriatric assessment for older adults in the oncology setting: a systematic review. J Natl Cancer Inst 2012; **104**: 1133-1163
3) Wildiers H, et al. International Society of Geriatric Oncology consensus on geriatric assessment in older patients with cancer. J Clin Oncol 2014; **32**: 2595-2603
4) Corre R, et al. Use of a Comprehensive Geriatric Assessment for the Management of Elderly Patients With Advanced Non-Small-Cell Lung Cancer: The Phase III Randomized ESOGIA-GFPC-GECP 08-02 Study. J Clin Oncol 2016; **34**: 1476-1483
5) Kalsi T, et al. The impact of comprehensive geriatric assessment interventions on tolerance to chemotherapy in older people. Br J Cancer 2015; **112**: 1435-1444
6) Aaldriks AA, et al. Prognostic factors for the feasibility of chemotherapy and the Geriatric Prognostic Index (GPI) as risk profile for mortality before chemotherapy in the elderly. Acta Oncol 2016; **55**: 15-23
7) Clough-Gorr KM, et al. Older breast cancer survivors: geriatric assessment domains are associated with poor tolerance of treatment adverse effects and predict mortality over 7 years of follow-up. J Clin Oncol 2010; **28**: 380-386
8) Kanesvaran R, et al. Analysis of prognostic factors of comprehensive geriatric assessment and development of a clinical scoring system in elderly Asian patients with cancer. J Clin Oncol 2011; **29**: 3620-3627

文献検索フローチャート

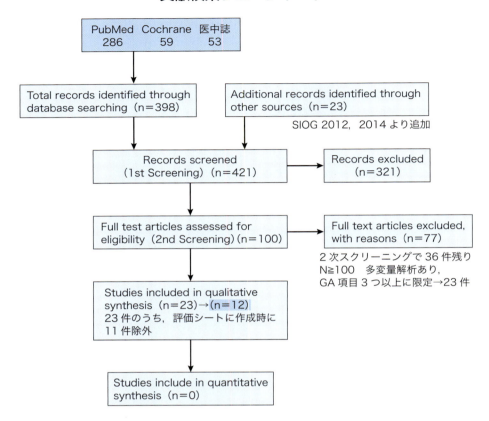

9) Marinello R, et al. Predictors of treatment failures during chemotherapy: a prospective study on 110 older cancer patients. Arch Gerontol Geriatr 2009; **48**: 222-226
10) Extermann M, et al. Predicting the risk of chemotherapy toxicity in older patients: the Chemotherapy Risk Assessment Scale for High-Age Patients (CRASH) score. Cancer 2012; **118**: 3377-3386
11) Hoppe S, et al. Functional decline in older patients with cancer receiving first-line chemotherapy. J Clin Oncol 2013; **31**: 3877-3882
12) Hurria A, et al. Validation of a prediction tool for chemotherapy toxicity in older adults with cancer. J Clin Oncol 2016; **34**: 2366-2371
13) Hurria A, et al. Predicting chemotherapy toxicity in older adults with cancer: a prospective multicenter study. J Clin Oncol 2011; **29**: 3457-3465
14) Kenis C, et al. Functional decline in older patients with cancer receiving chemotherapy: a multicenter prospective study. J Geriatr Oncol 2017; **8**: 196-205
15) Soubeyran P, et al. Predictors of early death risk in older patients treated with first-line chemotherapy for cancer. J Clin Oncol 2012; **30**: 1829-1834

造血器

高齢者のがん薬物療法ガイドライン

CQ 2

高齢者びまん性大細胞型 B 細胞リンパ腫の治療方針の判断に高齢者機能評価は有用か？

推奨

● 高齢者びまん性大細胞型 B 細胞リンパ腫（DLBCL）に対して，治療方針の判断には高齢者機能評価を使わないことを提案する．

【推奨の強さ：❷（合意率 71%），エビデンスの強さ：Ⓓ】

CQ の背景

1. 様々な病型を持つ悪性リンパ腫

リンパ腫はリンパ球性悪性腫瘍であり，B 細胞リンパ腫，T 細胞リンパ腫，ホジキンリンパ腫に大別される．WHO 分類 2017 年版ではその病型は約 100 種類に及ぶ．各病型すべてに標準治療があるわけではないが，分子標的治療薬を含めて，それぞれ治療方法が異なっている．いわば希少腫瘍の集合体ともいえよう．また，腫瘍の増殖スピードにより，インドレントリンパ腫，アグレッシブリンパ腫に分けて扱われることが多く，インドレントリンパ腫は通常の抗がん薬治療では治癒が困難であるが，アグレッシブリンパ腫は治癒を目指して治療を実施することが多い．

日本のリンパ腫の罹患数は年間約 3 万人であるが，各病型別では人数が少ないため，大規模比較試験の実施は困難なことが多い．したがって，質の高い臨床試験は一部の病型のリンパ腫に限られている．そのなかで，びまん性大細胞型 B 細胞リンパ腫（diffuse large B-cell lymphoma：DLBCL）は，最も頻度が高い病型であり，抗がん薬の感受性が高く強力な抗がん薬治療を完遂することで治癒が期待できる代表的なアグレッシブリンパ腫でもある．その標準治療は抗 CD20 モノクローナル抗体であるリツキシマブと CHOP 併用療法（R-CHOP 療法）である．

2. DLBCL の予後予測モデル

リンパ腫の発症年齢中央値は 70 才であり，その大半を高齢者が占めるが，高齢者の DLBCL の治療成績は不良である．加齢に伴い身体機能・臓器機能が低下するため，若年者と同等の薬物療法を行うのではなく，重篤な治療関連毒性を回避するために治療強度を減弱した治療が実施されることが多いことも一因である．高齢者の DLBCL に対して画一的な治療を行っても良好な治療成績を期待しにくいため，患者ひとりひとりの状態に応じて治療法を選択する必要がある．DLBCL 患者の予後予測モデルとして，年齢（61 才以上），performance status（PS），LDH，節外病変，病期を用いた国際予後予測モデル（international prognostic index：IPI）が一

般的に用いられているが，これらの予後予測による治療内容の変更は行われていない．予後不良因子としては DLBCL 細胞の細胞起源や MYC や BCL-2 などが知られている．

　一方，患者個々の身体的，精神的ならびに社会的機能を評価する手段として，高齢者機能評価（GA）が提唱されている．そのため，治療開始前に個々の GA の結果に基づいて治療成績や有害事象のリスクを予見できれば，より適切な治療法を選択でき，治療成績の向上につながると考えられる．

　以上より，「高齢者の悪性リンパ腫にはどのような薬物療法が適切か？」という重要臨床課題に対して，「高齢者びまん性大細胞型 B 細胞リンパ腫の治療方針の判断に高齢者機能評価は有用か？」というクリニカルクエスチョン（CQ）を設定して検討した．

解説

　悪性リンパ腫（リンパ腫）は多数の病型の集合体で，国際分類である WHO 分類では約 100 種類の病型があり，それぞれが臨床的または病理学的な特徴を有しており，治療方針と予後はそれぞれ異なる[1]．日本を含め世界的にリンパ腫患者数は増加している[2]が，日本国内年間罹患数はリンパ腫全体で 3 万人弱（2014 年）である[3]．そのなかで，びまん性大細胞型 B 細胞リンパ腫（DLBCL）はリンパ腫の 30％以上を占める代表的な病型で，患者は 65 才以上の高齢者が多い[4]．

　DLBCL では可能であれば治癒を目指す治療を実施する．リツキシマブ併用 CHOP 療法を 6〜8 コース実施することが標準治療である．5 年全生存割合（OS）は 50〜65％であるが，年齢とともに完全奏効割合と 5 年 OS が低下してくる[5]．予後予測モデルとして国際予後指標（IPI）が実臨床で使用されており，年齢は予後因子のひとつである[6]が，現在，これらの予後予測モデルによる治療方法の変更は行われていない．

　そこで，老年医学の分野で使用されている GA は，高齢者の DLBCL 患者が標準治療を受けられるかを判断するうえで，その予後を予測する方法として有用であるかを検討した．本 CQ ではアウトカムとして，全生存期間，無増悪生存期間，奏効割合，グレード 3 以上の有害事象の発生を採用した．

　スコープで定義した CQ 2 は「高齢者びまん性大細胞型 B 細胞リンパ腫の予後予測に高齢者機能評価は有用か？」であったが，ここでいう予後予測の目的は標準治療を選択できるかという治療方針の決定であり，外部評価の意見も踏まえ，「高齢者びまん性大細胞型 B 細胞リンパ腫の治療方針の判断に高齢者機能評価は有用か？」に変更した．

　キーワードとして "Lymphoma, Large B-cell, Diffuse"，"Geriatric Assessment"，"Aged" を用いて検索を行い，一次スクリーニングで 13 件の文献を抽出，さらに二次スクリーニングを経て最終的に 7 件の論文を抽出した．前向きランダム化比較試験はなく，2 件は日本からの後方視的研究で，5 件は欧米からの前向きコホート研究であった．評価シートはこれらの 7 件の論文[7〜13]で作成したが，対象年齢は 60 才以上 1 件，65 才以上 4 件，70 才以上が 2 件であった．採用した 7 件の論文には併存症があり，PS 2 以上の症例を含む論文もあり，患者背景もばらつきが大きい．さらに治療内容も様々であり，論文によっては標準治療のキードラッグであるリツキシマブが使用されていない症例も含まれていた．研究手法および症例の背景因子からバイアスはすべて −2 と評価，非直接性も −2〜−1 とした．

　この CQ に回答するためには，GA が良好な群と不良な群の 2 群間の比較が必要であるが，

後方視的研究ではすでに主治医によって治療方針が決定されたあとの比較であり，前方視的研究で2群間が比較されていても，治療決定は主治医判断によるもののみであり，このような観察研究だけでCQに回答することは困難であった．また，アウトカムとして採用した全生存期間(OS)，無増悪生存期間(PFS)，奏効割合，有害事象の発生に関して記載のない論文が多く，エビデンス総体としての評価は困難であった．

OSに関しては各論文とも記載があり，GAの結果に基づいてfitとnon-fitの2群に分けて比較した論文と，標準治療が実施可能なfitと，標準治療が実施困難なunfit，BSCが適切と判断されるfrailに分けた論文や，GAによる比較がされていても治療レジメンを明記していない論文があり，治療内容の影響が不明であった．イタリアのグループのコホート研究で173例と症例数も多く，治療方法が明示されている論文[9]では，fit群では標準治療の実施により若年者と同等の治療成績が得られたが，unfit群では治療成績が不良であった（2年OS：fit 84%，unfit 63%，frail 40%）．他の論文でもfit群ではOSが良好な傾向を示しており，上記の論文の結果を支持する内容であった．

以上より，リンパ腫の臨床研究では，質の高い大規模スタディが実施されていないが，GAに基づく予後の予測に対する有用性を示す全体的な弱いエビデンスがあることが補足された．GAは患者の状態を把握するにはよい方法であること，GAにより標準治療の適応を決定するまでの確信できる強いエビデンスはないということには一致した見解が得られた．一方，GAによって良好な評価がされなかった患者が，高い効果を期待できる標準治療を受けられないという大きな不利益が生じないように配慮も必要であり，治療方針を判断する目的にはGAを使わないことを弱く推奨することになった．なお，がん薬物療法の適応を判断する方法としてGAを実施することがCQ1で提案されている．CQ2の推奨はCQ1の推奨と矛盾しているようであるが，GAは見逃されていた問題の発見や患者の状態把握には有用であり，この推奨文は高齢者がん患者においてGAの実施を否定するものではない．

【投票結果】

パネル構成員14名による投票の結果，DLBCLの治療方針の判断を目的にGAを「行うことを弱く推奨する」4票，「行わないことを弱く推奨する」8票，「行わないことを強く推奨する」2票であった．投票後の討議によって，「行わないことを強く推奨する」に投票した2名の委員が「行わないことを弱く推奨する」という推奨案に合意し，「行わないことを弱く推奨する」で全体のコンセンサスにいたったため，GAを行わないことを弱く推奨する（提案する）ことに決定した．

推奨決定後，「今後新たな研究結果が報告されれば，治療方針の判断を目的としてGAの実施を推奨することもある」ことが確認された．

【今後の研究課題】

DLBCLは治癒を目指せるリンパ腫であり，高齢者においても標準治療を実施できれば若年者と同様の治療効果が得られる可能性がある．一方，標準治療が過剰治療となり，有害事象が増えるために不利益を被る場合もある．現時点ではGAにより患者状態を評価し，治療法の層別化に結びつける可能性が示唆されており，それを推奨する海外ガイドライン[14]もあるが，それらの根拠は不十分である．GAも考慮した現在の標準治療を受けられるかどうかの層別が可能なモデルの開発が必要である．具体的には好中球減少の程度の予測や心機能の評価などを包括

したモデルの作成，検証する研究が望まれる．

文献検索フローチャート

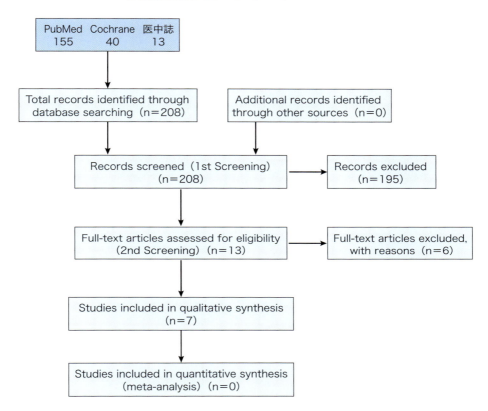

文献

1) Jaffe ES, et al. Introduction and overview of the classification of lymphoid neoplasms. WHO Classification of Tumours of Haematopoietic and Lymphoid Tissues, revised 4th Ed, Swerdlow SH, Campo E, Harris NL, et al (eds), International Agency for Research on Cancer, Lyon, p.190-198, 2017
2) Chihara D, et al. Differences in incidence and trends of haematological malignancies in Japan and the United States. Br J Haematol 2014; **164**: 536-545
3) 国立がん研究センターがん対策センター がん罹患（全国推計値）
https://ganjoho.jp/reg_stat/statistics/stat/summary.html
4) Aoki R, et al. Distribution of malignant lymphoma in Japan: analysis of 2260 cases, 2001-2006. Pathol Int 2008; **58**: 174-182
5) Fields PA, Linch DC. Treatment of the elderly patient with diffuse large B cell lymphoma. Br J Haematol 2012; **157**: 159-170
6) A predictive model for aggressive non-Hodgkin's lymphoma. The International Non-Hodgkin's Lymphoma Prognostic Factors Project. N Engl J Med 1993; **329**: 987-994
7) Naito Y, et al. Retrospective analysis of treatment outcomes and geriatric assessment in elderly malignant lymphoma patients. J Clin Exp Hematop 2016; **56**: 43-49

8) Yoshida M, et al. Analysis of elderly patients with diffuse large B-cell lymphoma: aggressive therapy is a reasonable approach for 'unfit' patients classified by comprehensive geriatric assessment. Eur J Haematol 2016; **96**: 409-416

9) Tucci A, et al. Comprehensive geriatric assessment is an essential tool to support treatment decisions in elderly patients with diffuse large B-cell lymphoma: a prospective multicenter evaluation in 173 patients by the Lymphoma Italian Foundation (FIL). Leuk Lymphoma 2015; **56**: 921-926

10) Merli F, et al. Outcome of frail elderly patients with diffuse large B-cell lymphoma prospectively identified by Comprehensive Geriatric Assessment: results from a study of the Fondazione Italiana Linfomi. Leuk Lymphoma 2014; **55**: 38-43

11) Spina M, et al. Modulated chemotherapy according to modified comprehensive geriatric assessment in 100 consecutive elderly patients with diffuse large B-cell lymphoma. Oncologist 2012; **17**: 838-846

12) Olivieri A, et al. Tailored therapy in an unselected population of 91 elderly patients with DLBCL prospectively evaluated using a simplified CGA. Oncologist 2012; **17**: 663-672

13) Tucci A, et al. A comprehensive geriatric assessment is more effective than clinical judgment to identify elderly diffuse large cell lymphoma patients who benefit from aggressive therapy. Cancer 2009; **115**: 4547-4553

14) Buske C, et al. ESMO Consensus Conference on malignant lymphoma: general perspectives and recommendations for the clinical management of the elderly patient with malignant lymphoma. Ann Oncol 2018; **29**: 544-562

造血器

CQ 3

80才以上の高齢者びまん性大細胞型 B 細胞リンパ腫に対してアントラサイクリン系薬剤を含む薬物療法は推奨されるか？

推奨

● 慎重な治療選択のもとで，アントラサイクリン系薬剤を含む薬物療法を行うことを提案する．

【推奨の強さ：❷（合意率 79%），エビデンスの強さ：Ⓓ】

CQ の背景

1. DLBCL の標準治療である R-CHOP 療法

多数の病型の集合体である悪性リンパ腫のなかで，びまん性大細胞型 B 細胞リンパ腫（DLBCL）はアグレッシブ B 細胞リンパ腫の代表であり，患者数も最多である．質の高い大規模比較試験が実施されており，標準治療が確立されている数少ないリンパ腫のひとつでもある．標準的な薬物治療は，B 細胞に発現している CD20 に対するキメラ型モノクローナル抗体であるリツキシマブと，アグレッシブリンパ腫に対する標準治療である CHOP 療法（シクロホスファミド，ドキソルビシン，ビンクリスチン，プレドニゾロン）の併用療法（R-CHOP 療法）である．この治療法により半数程度に治癒が見込まれる．

2. R-CHOP 療法のキードラッグ

ドキソルビシンは DLBCL に対する治療のキードラッグであり，アントラサイクリン系薬剤である．臨床において問題となる有害事象のひとつは心毒性で，高齢者では心不全，虚血性心疾患，不整脈など心疾患の併存が多いため，使用できないことがしばしばある．またドキソルビシンは悪心・嘔吐，血球減少，口腔粘膜障害などを起こす危険も高い．DLBCL は基本的には抗がん薬治療で治癒が望めるリンパ腫であり，そのためには治療強度を保った治療が重要である．実際，高齢者であっても実施可能であれば，治癒を目指して標準治療を実施することが望まれる．しかし，高齢者のなかでもとくに 80 才以上の高齢者においては，標準治療に対して unfit であるという報告や意見がある．80 才以上の高齢者では，ドキソルビシンを含む R-CHOP 療法により治癒を望める可能性がある反面，治療関連死亡を含む重度の有害事象の発生が多くなることも推定されるためである．

以上より，「高齢者の悪性リンパ腫にはどのような薬物療法が適切か？」という重要臨床課題

に対して，80才以上の高齢者DLBCL患者に対するドキソルビシンを含む薬物療法を行うことの意義を検討するために，「80才以上の高齢者びまん性大細胞型B細胞リンパ腫に対してドキソルビシンを含む薬物療法は推奨されるか？」というクリニカルクエスチョン（CQ）を設定した．

解説

日本のびまん性大細胞型B細胞リンパ腫（DLBCL）患者の発症年齢の中央値は，70才を超えており[1]，80才以上の高齢者も増えている．未治療DLBCLに対する標準治療は，リツキシマブ併用CHOP（シクロホスファミド，ドキソルビシン，ビンクリスチン，プレドニゾロン）（R-CHOP）療法である．DLBCLではR-CHOP療法により，5年生存割合（OS）が60％という臨床成績が得られる．しかし，R-CHOP療法はアントラサイクリン系薬剤であるドキソルビシンを含む多剤併用治療のため，血液毒性や心毒性が有害事象として問題となる．とくに80才以上の高齢者では，一般的に重篤な有害事象の発生が増えることが知られている．一方，DLBCLは薬物治療で治癒を目指せるリンパ腫であるため，必要以上に減量したり薬剤を省略したりすることによる過少治療を避けることも重要である．すなわち，80才以上の高齢者を含む高齢のDLBCL患者に対する長期生存を目指す最適治療，抗がん薬の至適用量は未確立である．このような状況で，80才以上の高齢者DLBCLに対してアントラサイクリン系薬剤を含む薬物療法を行うことの意義について検討した．

本CQで採用したアウトカムは，全生存期間，無増悪生存期間，奏効割合，すべての有害事象発症率，心毒性の発症率，治療関連死亡率である．

スコープで定義したCQ3は「超高齢者びまん性大細胞型B細胞リンパ腫に対してドキソルビシンを含む薬物療法は推奨されるか？」であったが，推奨パネルでの議論を踏まえ，日本ではドキソルビシン以外にもピラルビシンなど他のアントラサイクリン系薬剤も複数使用されることから"ドキソルビシン"を，"アントラサイクリン系薬剤"に変更した．また，超高齢者の定義が曖昧であるという外部評価の意見を踏まえ，「80才以上の高齢者」に変更した．

キーワードとして"Lymphoma, Large B-cell, Diffuse/therapy", "Anthracyclines", "Aged, 80 and over", "Doxorubicin"を用いて検索を行い，一次スクリーニングで16件の文献が抽出され，さらに二次スクリーニングで最終的に6件の論文[2~7]が抽出された．

このCQに回答するためには，アントラサイクリン系薬剤を含む薬物療法とアントラサイクリン系薬剤を含まない薬物療法の2群間での比較が必要であるが，検索した範囲ではそのような前向き比較試験は存在しなかった．後方視的研究は4件で，日本の1件と米国の2件とスウェーデンからの1件であった．前向きコホート研究は2件で日本からの1件[2]とフランスからの1件[3]のいずれも単群の第Ⅱ相試験であった．

各アウトカムに対するエビデンスの評価はこれらの6件の論文[2~7]で行った．日本からの前向き試験は，アントラサイクリン系薬剤を含む治療であるが，16例という少数例の解析であり，DLBCLに対するキードラッグであるリツキシマブが使用されていなかった．観察期間中央値31ヵ月で，2年OS 32.1％，5年OS 24.6％で，観察期間中央値24ヵ月で，2年無増悪生存（PFS）32.1％，5年PFS 18.2％と報告されている[1]．リツキシマブを除いた薬剤を50％程度に減量したR-miniCHOP療法の前向き試験の国外多施設共同研究では，観察期間中央値20ヵ月で，2年OS割合59％（95％信頼区間49～67％），2年PFS割合47％（95％信頼区間38～56％），奏効

造血器

割合73%（95％信頼区間65〜80％）と報告されている[3]．国内単施設の後方視的研究[4]でも減量R-CHOP療法，R-miniCHOP療法で，2年OS割合51％，2年PFS割合48％，奏効割合65％とほぼ同様の結果であった．

ランダム化比較試験は実施されていないため，アントラサイクリン系薬剤を含まない治療をアントラサイクリン系薬剤を含む治療と比較して評価することは困難であるが，国外単施設のアントラサイクリン系薬剤を含まない43例のR-CVP療法の後方視的解析では，2年OSは32％と報告されている[5]．米国から報告されたがん登録データの後方視的解析では，アントラサイクリン系薬剤の有無による治療成績は有意な差がなかった（ハザード比0.82，95％信頼区間0.59〜1.13）とする報告[6]と，アントラサイクリン系薬剤を含むR-CHOP療法を受けた患者が，CHOP療法やR-CVP療法を受けた患者と比べて最も長期に生存した（ハザード比0.45，95％信頼区間0.33〜0.62）とする報告[7]があった．

心毒性については，国外の多施設共同試験で実施されたR-miniCHOP療法の第Ⅱ相試験では，グレード3〜4の不整脈の発生率は10％（95％信頼区間6〜16％），グレード3〜4の不整脈以外の心毒性の発生率は11％（95％信頼区間6〜17％）と報告されている[3]．国内単施設の後方視的研究では，グレード3以上の心毒性の発生率は0％と報告されている[4]．ランダム化比較試験の報告はないため直接の比較は困難であるが，国外の単施設のR-CVP療法の後方視的解析では，グレード3〜4の心関連イベント発生率は18.6％と報告されている[5]．これは心機能低下を含んだ併存疾患を有している全身状態不良の患者が対象の試験であることが関連していると考えられる．心毒性が軽度であるとされるテラルビシンを使用したTHP-COP療法の日本での報告ではグレード3以上の心毒性の発生率は0％であった[2]．

重要な有害事象のひとつである，発熱性好中球減少症（febrile neutropenia：FN）の発生率は，アントラサイクリン系薬剤を含む治療では7〜9％，R-CVP療法では19％と報告されている[5]．米国のがん登録データを用いた後方視的解析[7]で，R-CHOP療法を受けた595例におけるFN発生率は，81才以上で5.6％であり，66〜80才（8.6％）より発生率が低かった[6]．したがって，80才以上の患者にアントラサイクリン系薬剤を含む薬物治療を実施しても，用量調節やG-CSFの予防投与などの適切な対応がされればFNの発生率は顕著には増加しないと考えられる．また，治療関連死亡に関しては，日本の前方視的解析[2]では認められなかったと報告されているが，国外の後方視的解析では，統計学的有意差はないが，アントラサイクリン系薬剤を含まないレジメンで治療を受けた場合は23％で，アントラサイクリン系薬剤を含むレジメンで治療を受けた場合は15％であり，多変量解析においてPSだけが治療関連死亡に対する因子であった（オッズ比3.87，95％信頼区間1.86〜8.03）[6]．治療関連死亡は患者背景の違いによるバイアスが強く，0〜35％とばらつきが大きかった．

エビデンスの評価を行ったすべての研究において，併存疾患がない，あるいは軽度で，全身状態の良好な患者にはアントラサイクリン系薬剤を含む薬物治療が実施され，そうでない患者にはアントラサイクリン系薬剤を含まない薬物療法が実施される傾向があった．したがって，アントラサイクリン系薬剤を含むレジメンと含まないレジメンの直接の比較は困難であり，エビデンス総体の強さは「非常に低い（D）」と評価された．

以上より，80才以上の高齢DLBCL患者に対するアントラサイクリン系薬剤を含む薬物療法は推奨されるかどうかについて明確に結論することは困難である．80才を超える高齢者であっても，医学的に可能と判断されれば，実臨床ではアントラサイクリン系薬剤が使用されている現状を肯定する意見が多かった．一方，実施できるかの判断は医師の裁量に依存するところが

大きく，具体的な指標となるものは未確立である．結論として，アントラサイクリン系薬剤を含む標準治療により生命予後に対する恩恵を受ける患者が存在していることから，慎重な適応判断のもとで，アントラサイクリン系薬剤を含む薬物療法を行うことを弱く推奨することになった．

【投票結果】
パネル構成員14名による投票の結果は，「行うことを強く推奨する」1票，「行うことを弱く推奨する」11票，「行わないことを弱く推奨する」2票であった．投票後の討論の結果，推奨の強さは「行うことを弱く推奨する（提案する）」に決定した．

【今後の研究課題】
現在のDLBCLの治療目標は治癒を目指すことを前提としているが，高齢患者の価値観は多様である．したがって，治癒や長期生存以外に，高齢患者の価値観に基づく新たなアウトカムを指標とする研究が必要である．さらに，治療適応を過小評価することによって治癒の機会を逸する可能性がないように，治療適応の判断におけるより客観的な指標も必要である．

文献検索フローチャート

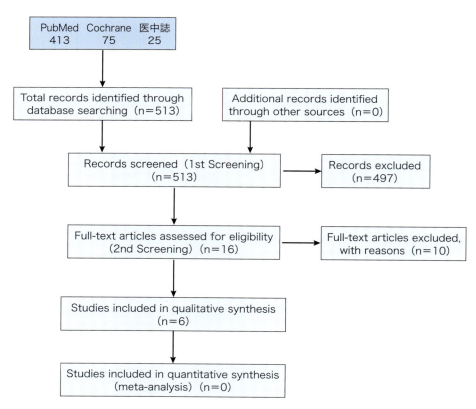

造血器

文献

1) Aoki R, et al. Distribution of malignant lymphoma in Japan: analysis of 2260 cases, 2001-2006. Pathol Int 2008; **58**: 174-182

2) Tsurumi H, et al. A phase II study of a THP-COP regimen for the treatment of elderly patients aged 70 years or older with diffuse large B-cell lymphoma. Hematol Oncol 2007; **25**: 107-114

3) Peyrade F, et al. Attenuated immunochemotherapy regimen (R-miniCHOP) in elderly patients older than 80 years with diffuse large B-cell lymphoma: a multicentre, single-arm, phase 2 trial. Lancet Oncol 2011; **12**: 460-468

4) Iioka F, et al. Outcomes of very elderly patients with aggressive B-cell non-Hodgkin lymphoma treated with reduced-dose chemotherapy. Int J Clin Oncol 2016; **21**: 498-505

5) Laribi K, et al. R-CVP regimen is active in frail elderly patients aged 80 or over with diffuse large B cell lymphoma. Ann Hematol 2016; **95**: 1705-1714

6) Carson KR, et al. Comparative effectiveness of anthracycline-containing chemotherapy in United States veterans age 80 and older with diffuse large B-cell lymphoma. J Geriatr Oncol 2015; **6**: 211-218

7) Williams JN, et al. Disease characteristics, patterns of care, and survival in very elderly patients with diffuse large B-cell lymphoma. Cancer 2015; **121**: 1800-1808

消化管

高齢者のがん薬物療法ガイドライン

CQ 4

高齢者では切除不能進行再発胃がんに対して，経口フッ化ピリミジン製剤とシスプラチンまたはオキサリプラチンの併用は推奨されるか？

推奨

①HER2 陰性切除不能進行再発胃がんの高齢患者ではシスプラチンを使用しないことを提案する．

【推奨の強さ：❷（合意率 85%），エビデンスの強さ：Ⓒ】

②オキサリプラチンの併用を行うことを提案する．

【推奨の強さ：❷（合意率 69%），エビデンスの強さ：Ⓒ】

CQ の背景

1．切除不能進行再発胃がんの標準的薬物療法

　日本で実施された臨床試験である SPIRITS 試験によって S-1＋シスプラチン併用療法が S-1 単独療法と比較して統計学的かつ臨床的に有意に生存期間を延長することが示されており，S-1＋シスプラチン療法は日本における標準治療とされている．しかし，シスプラチンの腎障害を予防するために大量輸液が必要であり，多くの施設では入院治療を必要としていること，悪心・嘔吐といった消化器系の有害事象が強いことが臨床における課題であった．そこで，シスプラチンをオキサリプラチンに置き換えることが可能かどうかを検証する臨床試験が海外で行われ，その結果，シスプラチン併用療法とオキサリプラチン併用療法では同等の治療成績であり，シスプラチンをオキサリプラチンへ置き換えることは可能であると結論づけられた．一方，日本では S-1 との併用においてシスプラチンからオキサリプラチンへの置き換えが可能であるかを検証する臨床試験が行われた．その結果，主要評価項目のひとつであった全生存期間において統計学的にはシスプラチン併用療法に対するオキサリプラチン併用療法の非劣性を検証できなかったものの，臨床的にはほぼ同等であり，同様の海外臨床試験の結果と合わせて，最近では S-1 との併用においてもシスプラチンをオキサリプラチンへ置き換えてもよいというコンセンサスが得られている．よって，切除不能な胃がんの標準療法は S-1＋シスプラチン併用療法，および最近では S-1＋オキサリプラチン併用療法である．また，S-1 と同様，カペシタビンもシスプラチンまたはオキサリプラチンとの併用療法で用いられる．

消化管

2. 高齢者の切除不能進行再発胃がんに対する薬物療法

　高齢者の切除不能進行再発胃がんを対象とした大規模な臨床試験は限定的であり，S-1やカペシタビン単独療法とシスプラチンやオキサリプラチンの併用療法を直接比較したデータは十分とはいえない．さらに，一部高齢者を含んだ臨床試験においても，除外規準により併存症や臓器機能の低下した高齢者は除外される傾向にあるため，日常診療で多くみられる高齢者とは母集団が異なる可能性がある．

　したがって，実臨床においては担当医による「患者の状態」を配慮した治療選択が行われる傾向にあり，状態のよい患者に限ってシスプラチンやオキサリプラチンの併用療法が実施され，それ以外の患者にはS-1やカペシタビン単独療法が実施されている．

　以上より，「高齢者の胃がんにはどのような薬物療法が適切か？」という重要臨床課題に対して，切除不能進行再発胃がんに白金製剤を併用する必要性を検討するために，「高齢者では切除不能進行再発胃がんに対して，経口フッ化ピリミジン製剤とシスプラチンまたはオキサリプラチンの併用は推奨されるか？」というクリニカルクエスチョン（CQ）を設定した．カペシタビンもS-1と同様に使用されているため，本CQではS-1に限定せず「経口フッ化ピリミジン製剤」とした．

解説

　切除不能進行再発胃がんの標準的薬物療法は，S-1＋シスプラチン併用療法および最近ではS-1＋オキサリプラチン併用療法である．高齢患者について，2018年版の「胃癌治療ガイドライン」では，高齢の切除不能進行再発胃がん症例では，患者の状態を慎重に評価し適切なレジメンを選択したうえで化学療法を行うことを条件付きで推奨するという記載がなされている．明解な記載にいたらなかった背景として，これまで実施されてきた主たる大規模第Ⅲ相試験においては75才前後までを適格基準として定めており，75才よりも高齢な患者がこれらの臨床試験に含まれていないことがあげられる．S-1単剤治療はシスプラチンとの併用療法と比較すると忍容性も高く簡便であるため，高齢者にも導入が比較的容易である．S-1＋シスプラチン併用療法は高い治療効果が期待できる反面，有害事象の増加や腎機能への影響が懸念される．一方，最近ではシスプラチンの代わりにオキサリプラチンが使用されることも多い．オキサリプラチンには外来で投与できるという利点があるが，血液毒性や末梢神経障害が有害事象として問題となる．そこで，切除手術不能進行再発胃がんの薬物療法として，S-1に白金製剤を併用する必要性について検討した．

　ここで採用したアウトカムは，生存期間の延長，無増悪生存期間の延長，奏効割合の改善，グレード3以上の副作用の発現，QOLの維持の5項目とした．なお，このCQではHER2陰性例を想定して推奨を検討した．推奨パネルでの議論を踏まえ，シスプラチン併用とオキサリプラチン併用について両者の推奨を分けて検討した．さらに，外部評価の意見を踏まえ，経口フッ化ピリミジン製剤とシスプラチンまたはオキサリプラチンとの併用療法が対象であることが明確になるようCQの表現を修正した．

　系統的な文献検索によって，一次スクリーニングを行い，37件の文献が抽出された．さらに二次スクリーニングの結果，単施設の少数例の後ろ向き研究や高齢者のサブセット解析がない論文の総説を除外し，12件の文献が抽出された．

CQ に一致する RCT は 2 件のみであり[1,2]，いずれも対象となる高齢者の人数は少なく，また他の介入研究はサブセット解析であったことから，介入研究のエビデンス総体の強さは「弱い（C）」と判断した．全生存期間（OS）については，70 才以上の高齢者 50 例を対象に行われた多施設共同第Ⅲ相試験では，カペシタビンとオキサリプラチン併用とカペシタビン単剤の 2 群の OS はそれぞれ 11.1 ヵ月と 6.3 ヵ月（ハザード比 0.58，95％信頼区間 0.30〜1.12，$p = 0.108$）[1]．また frail または高齢者を対象に行われたランダム化第Ⅱ相試験（年齢中央値 75 才，50〜87 才）のうち，オキサリプラチンとカペシタビン併用群（19 例）とカペシタビン単独群（19 例）の OS はそれぞれ 9.5 ヵ月，単剤で 3.6 ヵ月（ハザード比の記載なし）であった[2]．日本で行われた第Ⅲ相試験（SPIRITS，G-SOX）の 70 才以上の高齢者のサブセット解析では，SPIRITS 試験では S-1 単剤に対する S-1＋シスプラチン併用の HR は 0.95（95％信頼区間 0.71〜1.27）[3]，G-SOX 試験では S-1＋オキサリプラチン併用は S-1＋シスプラチン併用に対して HR は 0.857（95％信頼区間 0.629〜1.167）であった[4]．無増悪生存期間（PFS）の結果は OS の解析とほぼ同様の傾向であり，RCT では S-1 単剤で 2.6〜4.7 ヵ月，オキサリプラチン併用で 5.6〜7.1 ヵ月[4]，シスプラチン併用で 5.5〜6.0 ヵ月[3]と，白金製剤の併用によって PFS は長い傾向を認めた．奏効割合についても OS および PFS と同様であり，RCT では S-1 単剤で 11〜31％，オキサリプラチン併用で 42〜53％[4]，シスプラチン併用で 43％[3]と，白金製剤の併用でやや高い傾向にあった．グレード 3/4 の有害事象については，S-1 単剤よりも白金製剤の併用で頻度が高くなり，とくにシスプラチン併用では血液毒性や消化器毒性（悪心や食欲不振）が増加していた[3]．G-SOX 試験では，非高齢者を含めてオキサリプラチン併用群ではグレード 3 以上の末梢神経障害が約 5％に認められていた[4]．QOL に関する調査をした論文は S-1 とシスプラチンおよび S-1 とオキサリプラチンの併用療法を比較した RCT 1 件のみで，シスプラチン併用群と比較してオキサリプラチン併用群で FACT-G で評価した QOL は有意に良好であった[5]．以上より，高齢者の切除不能進行再発胃がんに対して，フッ化ピリミジン製剤単剤治療と比較してシスプラチンまたはオキサリプラチンの併用は奏効割合，PFS を改善する可能性があるものの OS の延長効果があるとは確信をもっていえず，また有害事象が増加することに注意する必要がある．したがって，シスプラチンは併用しないことを「弱く推奨する」としたが，オキサリプラチンはシスプラチンと比較すると有害事象は全体的に軽いため，performance status（PS）と臓器機能が良好であり，重篤な併存疾患がない高齢者に対しては小さいながらも正味の益が期待できると判断されることから，オキサリプラチン併用を勘案してよいと判断し，「弱く推奨する」とした．

【投票結果】

　以上のことを確認したうえで，委員 1 名は上記第Ⅱ相試験に携わっているため学術的 COI に鑑み投票を棄権し，パネル構成員 13 名による投票を行った．

　①シスプラチン併用について：パネル構成員 13 名による投票の結果，「行わないことを弱く推奨する」11 票，「行わないことを強く推奨する」2 票であった．推奨の強さは「行わないことを弱く推奨する（提案する）」に決定した．なお，「シスプラチン併用を行わないことを強く推奨する」に票を投じた 2 委員からは，その理由としてそれぞれ「討論内容からの印象」「腎などへの有害事象が強いことが気になる」という意見が出された．

　②オキサリプラチン併用について：パネル構成員 13 名による投票の結果，「行うことを弱く推奨する」9 票，「行わないことを弱く推奨する」4 票であった．推奨の強さは「行うことを弱く推奨する（提案する）」に決定した．

【今後の研究課題】
　高齢者では，薬物療法によって期待される効果と予想される害や負担のバランスが非高齢者と異なると推測されるが，その価値観について調査した研究は検索した範囲では探し出せなかった．このCQのように有害事象の異なる薬剤の選択においてはとくに重視されるべき点であり，今後の研究課題である．

文献検索フローチャート

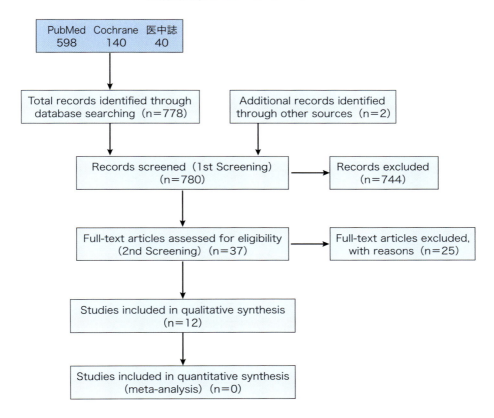

文献

1) Hwang IG, et al. A multi-center, open-label, randomized phase III trial of first-line chemotherapy with capecitabine monotherapy versus capecitabine plus oxaliplatin in elderly patients with advanced gastric cancer. J Geriatr Oncol 2017; **8**: 170-175
2) Hall PS, et al. A randomised phase II trial and feasibility study of palliative chemotherapy in frail or elderly patients with advanced gastroesophageal cancer (321GO). Br J Cancer 2017; **116**: 472-478
3) Koizumi W, et al. S-1 plus cisplatin versus S-1 alone for first-line treatment of advanced gastric cancer (SPIRITS trial): a phase III trial. Lancet Oncol 2008; **9**: 215-221
4) Bando H, et al. Efficacy and safety of S-1 and oxaliplatin combination therapy in elderly patients with advanced gastric cancer. Gastric Cancer 2016; **19**: 919-926

5) Yamada Y, et al. Phase III study comparing oxaliplatin plus S-1 with cisplatin plus S-1 in chemotherapy-naive patients with advanced gastric cancer. Ann Oncol 2015; **26**: 141-148
6) Bo D-F, Hu X-F. Clinical study of S-1 plus oxaliplatin versus S-1 plus cisplatin as first-line treatment for elderly patients with advanced gastric cancer. Journal of international translational medicine. 2015; **3**: 238-242

消化管

CQ 5

結腸がん術後（R0 切除，ステージ Ⅲ）の 70才以上の高齢者に対して，術後補助化学療法を行うことは推奨されるか？ 行うことが推奨されるとすれば，どのような治療が推奨されるか？

推奨

①根治切除されたステージⅢ結腸がん術後の 70 才以上の高齢者に対して術後補助化学療法を行うことを提案する.

【推奨の強さ：❷（合意率 79%），エビデンスの強さ：Ⓒ】

②補助化学療法を行う場合には，オキサリプラチン併用療法を行わないことを提案する.

【推奨の強さ：❷（合意率 71%），エビデンスの強さ：Ⓒ】

■ CQ の背景

1. 根治切除後大腸がんの標準的補助化学療法

根治切除されたステージⅢの結腸がんでは，フッ化ピリミジン系抗がん薬をベースにした術後補助療法によって手術単独と比較して再発率および死亡率が減少することが示されている.また，フッ化ピリミジン系抗がん薬は静注投与と経口投与で効果は同等であることも示されている．海外ではフッ化ピリミジン系抗がん薬にオキサリプラチンを併用した術後補助化学療法は再発および死亡率を 20% 低下，再発を 5% 低下させるという臨床試験の結果が報告されている．しかし，オキサリプラチンを併用する補助化学療法では，とくに投与量依存性に出現する感覚性末梢神経障害が出現し，QOL に大きく影響することが問題である．日常生活に支障をきたすグレード 3 の末梢神経障害が治療終了後 3 年となっても約 13% に残存したという報告がある.

2. 高齢者の根治切除後大腸がんの補助化学療法

国内外の診療ガイドラインでは，根治切除されたステージⅢの結腸がんに対しては，70 才以上の高齢者であっても非高齢者と同等の再発に対する予防効果が期待できることから，単に暦年齢だけを理由に治療適応から除外せず，臓器機能や併存症に注意しながら治療を行うことが推奨されている．一方，オキサリプラチンを併用した補助化学療法の有効性を証明した臨床試

験の統合解析では，70 才以上の高齢者では，他のがんの発生や他病による死亡リスクが増加することから，オキサリプラチンを併用しても，無病生存期間（DFS）や生存期間における有用性は限定的であるという報告がある．さらに 70 才以上の高齢者では非高齢者に比べて術後補助化学療法そのものの完遂率が低いという報告もある．

以上より，「高齢者の大腸がんにはどのような薬物療法が適切か？」という重要臨床課題に対して，「結腸がん術後（R0 切除，ステージⅢ）の 70 才以上の高齢者に対して，術後補助化学療法を行う意義はあるか？　あるとすれば，どのような治療が推奨されるか？」というクリニカルクエスチョン（CQ）を設定した．

解説

根治切除されたステージⅢの結腸がんに対しては，フッ化ピリミジン系抗がん薬をベースにした術後補助療法としてオキサリプラチン併用またはカペシタビン単剤治療が推奨されている．70 才以上の高齢者でも非高齢者と同等の再発予防効果があることから，単に暦年齢で適応から除外するのではなく，臓器機能や併存症に注意しながら患者を適切に選択して実施することが推奨されている．一方で統合解析によると，70 才以上の高齢者ではオキサリプラチンの追加による DFS や全生存期間（OS）における有用性は限定的である．さらには 70 才以上の高齢者では非高齢者に比べて，術後補助化学療法の実施率そのものが低いという報告もある[1]．さらに，オキサリプラチンの併用では，投与量依存性に出現する感覚性末梢神経障害が問題となる．以上より，70 才以上の高齢者において，ステージ Ⅲ の結腸がんの術後補助化学療法を行うことの意義，さらに至適レジメンについて検討した．

採用したアウトカムは，生存期間の延長，無再発生存期間の延長，グレード 3 以上の有害事象の発現，QOL の維持とした．このうち，無再発生存期間の延長については評価した臨床試験が DFS としていたため，そのように読み換えてレビューを行った．また，スコープで定義したCQ 5 は「結腸がん術後（R0 切除，ステージⅢ）の 70 才以上の高齢者に対して，術後補助化学療法を行う意義はあるか？」であったが，「～を行う意義はあるか」という表現には違和感があるとの意見があり，「～は推奨されるか」へ変更したうえで，推奨される場合にオキサリプラチン追加についての推奨を決定することになった．

系統的な文献検索によって，一次スクリーニング後に 60 件の文献が抽出された．さらに二次スクリーニングの結果，60 件の文献が抽出された．CQ に回答するためには，70 才以上の高齢者に対する介入群（経口フッ化ピリミジン単剤，5FU/LV）と対照群（FOLFOX，CapeOX などのオキサリプラチンを含む化学療法）の 2 群間の比較が必要であるが，そのようなデザインの研究は存在せず RCT 3 件（NSABP C-07[2]，MOSAIC[3]，X-ACT[4]）のサブセット解析，観察研究 8 件が該当した．観察研究のうち，第Ⅱ相試験や少数例の臨床試験，プロペンシティスコアで調節を行っているものは除外した．その他，評価シート作成の段階で，バイアスリスクが高かったものは除外した．最終的には 11 論文でエビデンス総体を評価した．介入研究のエビデンス総体の強さは「弱い（C）」と判断した．

OS について，NSABP C-07 試験のサブセット解析では[2]，70 才以上のステージⅡとⅢを合わせた結腸がん術後患者 396 例において，フッ化ピリミジン系抗がん薬と活性型葉酸製剤の併用療法である 5-FU/LV にオキサリプラチンを追加しても生存率の改善は得られなかった（ハザー

ド比 1.18，95％信頼区間 0.86〜1.62）．同様に，MOSAIC 試験のサブセット解析でも[3]，70〜75才のステージⅢの結腸がん術後患者 315 例において，オキサリプラチンの追加による有用性は認められなかった（ハザード比 0.98，95％信頼区間 0.62〜1.56）．また，X-ACT のサブセット解析[4] では 70 才以上の高齢者 396 例において，カペシタビン単剤治療の 5FU/LV に対する非劣性を検証した結果，その効果は非高齢者と同等であった（ハザード比 0.91，95％信頼区間 0.65〜1.26）．観察研究においては，いくつかのデータベースのプール解析や過去に報告された RCT の統合解析においても 70 才以上の高齢者で術後補助化学療法ではフッ化ピリミジン系薬剤単独の有用性はいずれも示されたが，オキサリプラチンを追加することの有用性は認められなかった[5]．一方，NSABP C-08，XELOXA，X-ACT および AVANT 試験から得られた個別患者データを用いた最近の統合解析では，70 才以上の患者において CapeOX または FOLFOX による術後補助化学療法により，5-FU/LV と比較して DFS（ハザード比 0.77，95％信頼区間 0.62〜0.95，$p=0.014$）および OS（ハザード比 0.78，95％信頼区間 0.61〜0.99，$p=0.045$）が改善していたが，グレード 3 以上の有害事象はオキサリプラチン併用群で多く認められた．DFS においても OS の解析とほぼ同様で，70 才以上の高齢者に対する補助化学療法は無再発生存期間を延長することが明らかになった．有害事象に関する調査をした論文は少なく，RCT で 1 件，観察研究で 1 件のみ[6] であり，いずれもフッ化ピリミジン単剤と比較してオキサリプラチン併用は有害事象が増加する傾向にあった．検索した範囲では，QOL について評価した論文はみつからなかった．

　以上より，70 才以上の高齢者のステージⅢの結腸がん患者に対する術後補助化学療法としてのフッ化ピリミジン単剤の有用性は，高齢者と非高齢者で同程度と考えられた．しかし，オキサリプラチンを追加することの有用性を示すエビデンスは弱く，有用性を確信できないことから，推奨パネルは有害事象の増加をより重要と判断した．現段階では performance status（PS），臓器機能がよく，重篤な併存疾患がない高齢者に対しては術後補助化学療法を勘案してもよいと考えられる．

【投票結果】

　以上のことを確認したうえで，パネル構成員 14 名による投票を行った．

　①術後補助化学療法の実施について：パネル構成員 14 名による投票を行い，1 回目は「行うことを強く推奨する」7 票，「行うことを弱く推奨する」7 票であり，推奨の強さについては決定にいたらなかった．投票後の議論を経て再投票を行った結果，「行うことを強く推奨する」3 票，「行うことを弱く推奨する」11 票であり，「行うことを弱く推奨する（提案する）」に決定した．

　②オキサリプラチンの追加について：パネル構成員 14 名による投票の結果，「行うことを弱く推奨する」2 票，「行わないことを弱く推奨する」10 票，「行わないことを強く推奨する」2 票であり，推奨の強さは「行わないことを弱く推奨する（提案する）」に決定した．

　「行うことを弱く推奨する」に投票した委員 2 名より，PS，臓器機能，重篤な併存疾患がないなど適応をよく評価したうえで，得られる益と害のバランスを慎重に勘案して使用することが望ましいという追加意見があった．またオキサリプラチン併用の有無に拘わらず，フッ化ピリミジン系薬剤の使用に関しては，高齢者ではアドヒランスの維持が課題となるため，経口投与よりも点滴静注がより適切であるという意見があった．

【今後の研究課題】

　評価できるエビデンスは高齢者を含む RCT のサブグループ解析に限られるため，直接高齢者

を対象としたRCTを実施して検討することが望ましい．

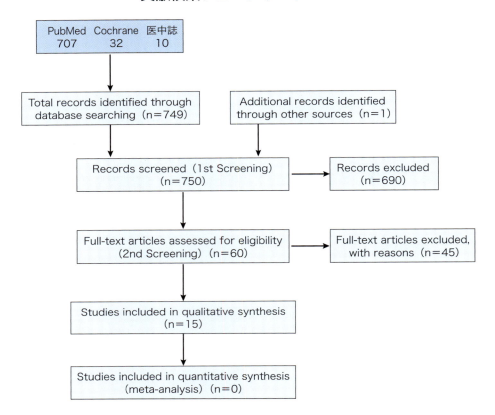

文献

1) Ko JJ, et al. Reasons for underuse of adjuvant chemotherapy in elderly patients with stage III colon cancer. Clin Colorectal Cancer 2016; **15**: 179-185
2) Yothers G, et al. Oxaliplatin as adjuvant therapy for colon cancer: updated results of NSABP C-07 trial, including survival and subset analyses. J Clin Oncol 2011; **29**: 3768-3774
3) Tournigand C, et al. Adjuvant therapy with fluorouracil and oxaliplatin in stage II and elderly patients (between ages 70 and 75 years) with colon cancer: subgroup analyses of the Multicenter International Study of Oxaliplatin, Fluorouracil, and Leucovorin in the Adjuvant Treatment of Colon Cancer trial. J Clin Oncol 2012; **30**: 3353-3360
4) Twelves C, et al. Capecitabine versus 5-fluorouracil/folinic acid as adjuvant therapy for stage III colon cancer: final results from the X-ACT trial with analysis by age and preliminary evidence of a pharmacodynamic marker of efficacy. Ann Oncol 2012; **23**: 1190-1197
5) McCleary NJ, et al. Impact of age on the efficacy of newer adjuvant therapies in patients with stage II/III colon cancer: findings from the ACCENT database. J Clin Oncol 2013; **31**: 2600-2606
6) Haller DG, et al. Impact of age and medical comorbidity on adjuvant treatment outcomes for stage III colon cancer: a pooled analysis of individual patient data from four randomized, controlled trials. Ann Oncol 2015; **26**: 715-724

消化管

CQ 6

切除不能進行再発大腸がんの高齢者の初回化学療法においてベバシズマブの使用は推奨されるか？

推奨

● 切除不能進行再発大腸がんの高齢患者の初回化学療法においてベバシズマブを使用することを提案する.

【推奨の強さ：❷（合意率 86%），エビデンスの強さ：Ⓒ】

CQ の背景

1. 切除不能進行再発大腸がんの標準的薬物療法

初回化学療法において殺細胞性抗がん薬と分子標的治療薬を適切に使用することで切除不能進行再発大腸がん患者の 50%生存期間は 30 ヵ月程度と，フッ化ピリミジン系抗がん薬単剤で治療されていた時代の 12 ヵ月と比べて大幅に改善している．主な薬物療法は，フッ化ピリミジン系抗がん薬単剤療法，フッ化ピリミジン系＋オキサリプラチン併用療法，フッ化ピリミジン系＋イリノテカン併用療法，フッ化ピリミジン系＋オキサリプラチン＋イリノテカン併用療法，さらにこれらに分子標的治療薬として抗血管内皮増殖因子（VEGF）抗体薬であるベバシズマブ，またはがん組織の *RAS* 遺伝子野生型に対しては抗上皮成長因子受容体（EGFR）抗体薬であるセツキシマブまたはパニツムマブが併用される．これらの薬剤が無効となった場合にはレゴラフェニブやトリフルリジン・チピラシル塩酸塩配合剤が使用され，これらを逐次使用していくことで生存期間を延長できることが示されている．一般的に単剤療法より併用療法が，併用療法でも 2 剤より 3 剤併用療法が，3 剤より 4 剤併用療法のほうが，抗腫瘍効果が増すとともに有害事象も増強する．よって，患者の全身状態や治療のゴール，がんの薬剤感受性をもとに，これらの治療法の選択を行っている．

2. 高齢者の切除不能進行再発大腸がんの薬物療法

高齢患者では非高齢患者と比較して，フッ化ピリミジン系抗がん薬による血液毒性など一般的に有害事象のリスクが上昇する，あるいはオキサリプラチンの末梢神経障害が QOL に強く影響することが示唆されている．高齢者を対象とした臨床試験がすでにいくつか行われており，標準治療が適応とならない患者に対して経口フッ化ピリミジン系抗がん薬であるカペシタビンとオキサリプラチンを減量して併用しても無増悪生存期間（PFS）を改善しないことが示されて

いる．一方，臨床試験の統合解析ではフッ化ピリミジン系＋オキサリプラチン併用療法（FOL-FOX）の有効性や忍容性は高齢者と非高齢者で同様であったとの報告もある．分子標的治療薬に関しては，カペシタビンとベバシズマブとの併用により PFS が改善するがグレード 3 以上の血栓/塞栓症発症のリスクは高くなったとする報告がある．また，高齢者では，非高齢者と比較して生存期間の延長効果は小さくなる一方で，有害事象の出現頻度が高くなったりその程度が増強したりする傾向があるため，リスクに対して得られるベネフィットは小さいと考えられている．そのため，高齢者における治療選択はより QOL を重要視する傾向にある．とくに，高齢者におけるベバシズマブの使用については診療においてよく遭遇する臨床疑問である．

以上より，「高齢者の大腸がんにはどのような薬物療法が適切か？」という重要臨床課題に対して，「切除不能進行再発大腸がんの高齢患者の初回化学療法においてベバシズマブの使用は推奨されるか？」というクリニカルクエスチョン（CQ）を設定して検討した．

解説

単剤療法，フッ化ピリミジン系＋オキサリプラチン併用療法，フッ化ピリミジン系＋イリノテカン併用療法，フッ化ピリミジン系＋オキサリプラチン＋イリノテカン併用療法，さらにこれらに分子標的治療薬としてベバシズマブ，またはがん組織の RAS 遺伝子野生型に対しては抗上皮成長因子受容体（EGFR）抗体薬であるセツキシマブまたはパニツムマブが併用される．これらの薬剤が無効となった場合にはレゴラフェニブやトリフルリジン・チピラシル塩酸塩配合剤が使用され，これらを逐次使用していくことで生存期間を延長できることが示されている．一般的に単剤療法より併用療法が，併用療法でも 2 剤より 3 剤併用療法が，3 剤より 4 剤併用療法のほうが，抗腫瘍効果が増すとともに有害事象も増強する．よって，患者の全身状態や治療の目的，がんの薬剤感受性をもとに，これらの治療法の選択を行っている．そのため，とくに，高齢者におけるベバシズマブの使用については診療においてよく遭遇する臨床疑問である．

以上より，「高齢者の大腸がんにはどのような薬物療法が適切か？」という重要臨床課題に対して，「切除不能進行再発大腸がんの高齢患者の初回化学療法においてベバシズマブの使用は推奨されるか？」というクリニカルクエスチョン（CQ）を設定して検討した．

殺細胞性抗がん薬と分子標的治療薬を適切に使用することで，切除不能進行再発大腸がん患者の生命予後は大幅に改善した．一方，高齢者では非高齢者に比較してフッ化ピリミジン系抗がん薬による血液毒性のリスクが上昇する[1]，あるいはオキサリプラチンの末梢神経障害が QOL へ強く影響することが懸念される[2,3]．高齢者を対象とした試験がすでにいくつか行われており，強力な治療が適応とならない患者に対して，カペシタビンに減量したオキサリプラチンを併用しても無増悪生存期間（PFS）を改善しないことが示されている[4]．また，臨床試験の統合解析では FOLFOX の有効性や忍容性は非高齢患者と同様であるとの報告もある．分子標的治療薬に関しては，ベバシズマブとカペシタビンとの併用により PFS が改善するが，グレード 3 以上の血栓/塞栓症発症のリスクが高くなったとする報告がある[6,7]．高齢者における治療選択はより QOL を重要視する傾向にあることから，切除不能進行再発大腸がんの高齢患者の初回化学療法におけるベバシズマブの有用性について検討した．

採用したアウトカムは，生存期間の延長，無増悪生存期間の延長，グレード 3 以上の有害事象の発現，QOL の維持とした．

消化管

　系統的な文献検索によって，一次スクリーニング後に79件の文献が抽出された．さらに二次スクリーニングの結果，15件の文献が抽出された．評価シート作成時に9件を除外したために，最終的に採用した論文は6件となった．

　本CQに回答するためには，高齢者に対するベバシズマブ併用化学療法群（介入群）と高齢者に対するベバシズマブを併用しない化学療法群（対照群）の2群間の比較が必要であるが，そのようなデザインの研究はランダム化比較試験（RCT）1件[6]のみであった．他の観察研究のうち，高齢者に対するベバシズマブ併用化学療法群と高齢者に対するベバシズマブを併用しない化学療法群（対照群）を比較した前向きコホート研究2件[7,8]，RCTの統合解析の計3件を採用した．これらを観察研究として採用した結果，最終的には6論文でのエビデンス総体作成となった．CQに一致するRCT[6]は，オープンラベルで70才以上の大腸がんを対象としており，280例と比較的大規模な臨床試験であり，特記すべきエビデンスの評価を下げる要因はなかった．RCT1件のため，介入研究のエビデンス総体の強さは「弱い」と判断した．

　OSについては，1件のRCTであるAVEX試験において，ベバシズマブ併用化学療法群（140例）と対照群であるカペシタビン単剤群（140例）の間で有意差は認められなかった（それぞれ20.7ヵ月 vs. 16.8ヵ月，ハザード比0.79，95%信頼区間0.57～1.09，$p = 0.182$）．一方，本試験の主要評価項目であるPFSはベバシズマブ併用群においてカペシタビン群と比較して有意に延長していた（それぞれ9.1ヵ月 vs. 5.1ヵ月，ハザード比0.53，95%信頼区間0.41～0.69，$p < 0.001$）．グレード3以上の有害事象については，ベバシズマブ併用群においてカペシタビン群より多い傾向がみられ（40% vs. 22%），重篤なものはそれぞれ14%と8%であった．全グレードの出血はベバシズマブ併用群で34例（25%），カペシタビン群で9例（7%）であった．その他グレード3以上の主要な有害事象は，ベバシズマブ併用群とカペシタビン単剤群でそれぞれ手足症候群（16% vs. 7%），下痢（7% vs. 7%），静脈血栓塞栓症（8% vs. 4%）であった．治療関連死亡はベバシズマブ併用群に5例，カペシタビン単剤群で4例であった．ベバシズマブ併用群での出血と血栓イベントの増加，手足症候群の増加が認められた．観察研究のうち，3件の統合解析については採用した試験が重複している，二次治療が含まれている，一次治療に限定した有害事象が不明であるなどの理由で，エビデンスの評価において注意した．OSに関して，一次治療を対象とした2試験の統合解析では65才以上で有意な改善が示されたという報告[9,10]と，示されなかった報告[11]があり，一貫していなかった．PFSについては，いずれの解析においてもベバシズマブ併用群において有意な延長が示されていた[9~11]．有害事象については，65才以上の米国人約6,800例を対象としたコホート研究[7]では，ベバシズマブ併用は動脈血栓塞栓症のリスク上昇と関連していた（ハザード比1.82，95%信頼区間1.20～2.76）が，心臓死，心筋症，またはうっ血性心不全との関連性は認められなかった．オーストラリア人を対象とした研究[8]では年齢コホート別に分析し，「65～74才」vs.「75～84才」vs.「85才以上」を比較しているが，加齢に関連したグレード3以上の有害事象の増加は認められず，ベバシズマブが関連する有害事象への年齢の影響はないと結論づけている．なお，採用文献はすべて海外の報告であり，日本人を対象としたものでないことに留意する必要がある．以上，有害事象に関する評価は試験間で概ね一貫しているが，評価項目，方法が異なっていた．検索した範囲では，QOLについて評価した論文はみつからなかった．

　採用したアウトカムのうち，OSの延長，PFSの延長については，RCTのエビデンス総体を優先し，70才以上の高齢者に対するカペシタビンへのベバシズマブ上乗せ効果に関しては，OSを有意に延長しないが，PFSは有意に延長すると判断された．ただし，高齢者を対象としたCQ

31

に合致する試験は1試験1に限られており，カペシタビン以外の抗がん薬にベバシズマブを併用した場合にOSおよびPFSが延長する可能性については，現在までの研究では結論づけることはできず，現在進行中の臨床試験の結果を待って判断されるべきである．有害事象についても，RCTのエビデンス総体が優先されるため，ベバシズマブ併用によりグレード3以上の有害事象の発生が増加する傾向があると考えられた．推奨の強さの決定にあたっては，ベバシズマブの上乗せのメリット（PFSの延長）とデメリット（有害事象の追加）についての議論となった．ベバシズマブの有害事象は，蛋白尿や高血圧など，比較的容易にマネジメントが比較的容易なものであること，有害事象の質，すなわち患者への害の大きさという点で必ずしも大きくはないだろうと考えられること，一方で，OSの有意な延長がなくとも，全身状態が安定している期間であるPFSの延長は，患者のQOLという点でメリットが大きいと考えられた．

【投票結果】

以上の議論を踏まえ，パネル構成員14名による投票を行ったところ，1回目は「行うことを強く推奨する」1票，「行うことを弱く推奨する」9票，「行わないことを弱く推奨する」4票で推奨は決定にいたらなかった．投票後の議論を経て再投票を行った結果，「行うことを弱く推奨する」12票，「行わないことを弱く推奨する」2票，となり，推奨は「行うことを弱く推奨する（提案する）」に決定した．

【今後の研究課題】

発症リスクは少ないもののグレード3以上の血栓塞栓症の発生は患者のQOLへの影響は大きいと考えられるため，血栓塞栓症の発生リスクに応じた患者選択が重要な研究課題であると考えられた．また，本CQはベバシズマブの使用に限定しているため，他の血管新生阻害作用を持つ抗体薬，抗EGFR抗体薬についても同様の検討は必要である．

文献

1) Stein BN, et al. Age and sex are independent predictors of 5-fluorouracil toxicity: analysis of a large scale phase III trial. Cancer 1995; **75**: 808-815

2) McKibbin T, et al. Disparities in the use of chemotherapy and monoclonal antibody therapy for elderly advanced colorectal cancer patients in the community oncology setting. Onclogist 2008; **13**: 876-885

3) Figer A, et al. FOLFOX in patients aged between 76 and 80 years with metastatic colorectal cancer: an exploratory cohort of the OPTIMOX1 study. Cancer 2007; **110**: 2666-2671

4) Saymour MT, et al. Chemotherapy options in elderly and frail patients with metastatic colorectal cancer (MRC FOCUS2): an open-label, randomised factorial trial. Lancet 2011; **377**: 1749-1759

5) Goldberg RM, et al. Pooled analysis of safety and efficacy of oxaliplatin plus fluorouracil/leucovorin administered bimonthly in elderly patients with colorectal cancer. J Clin Oncol 2006; **24**: 4085-4091

6) Cunningham D, et al. Bevacizumab plus capecitabine versus capecitabine alone in elderly patients with previously untreated metastatic colorectal cancer (AVEX): an open-label, randomised phase 3 trial. Lancet Oncol 2013; **50**: 1077-1085

7) Tsai HT, et al. Bevacizumab use and risk of cardiovascular adverse events among elderly patients with colorectal cancer receiving chemotherapy: a population-based study. Ann Oncol 2013; **18**: 1574-1579

8) Parakh S, et al. Patterns of care and outcomes for elderly patients with metastatic colorectal cancer in Australia. J Geriatr Oncol 2015; **21**: 387-394

9) Kabbinavar FF, et al. Addition of bevacizumab to fluorouracil-based first-line treatment of metastatic colorectal cancer: pooled analysis of cohorts of older patients from two randomized clinical trials. J Clin Oncol 2009; **14**: 199-205

消化管

文献検索フローチャート

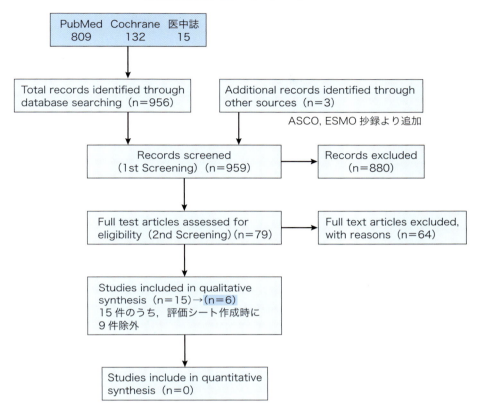

10) Cassidy J, et al. Effect of bevacizumab in older patients with metastatic colorectal cancer: pooled analysis of four randomized studies. J Cancer Res Clin Oncol 2010; **136**: 737-743
11) Hurwitz HI, et al. Efficacy and safety of bevacizumab in metastatic colorectal cancer: pooled analysis from seven randomized controlled trials. Oncologist 2013; **14**: 1004-1012

呼吸器

高齢者のがん薬物療法ガイドライン

CQ 7

一次治療で完全奏効（CR）が得られた高齢者小細胞肺がんに対して，予防的全脳照射（PCI）は推奨されるか？

推奨

● 一次治療で CR が得られた高齢者小細胞肺がんに対して，予防的全脳照射（PCI）を実施することを提案する．

【推奨の強さ：❷（合意率 77%），エビデンスの強さ：ⓒ】

CQ の背景

1. 一次治療で完全奏効（CR）が得られた小細胞肺がん（SCLC）の標準治療

　小細胞肺がん（small cell lung cancer：SCLC）の治療の選択は，腫瘍の進展（限局型／進展型），年齢，performance status（PS），および合併症によって決定される．SCLC は化学療法および放射線治療に感受性の高い腫瘍であり，高齢者であっても生存期間の延長は認められ，限局型であれば治癒も十分に期待できる．

　限局型 SCLC の治療としては，PS 0〜2，臓器機能が正常であれば，シスプラチン＋エトポシド併用療法に加速過分割照射による胸部放射線治療の併用が推奨される．薬物療法は 4 サイクルの投与を原則とする．さらに，完全奏効（CR）が得られた患者では予防的全脳照射（prophylactic cerebral irradiation：PCI）を行うことが推奨されている．

2. 高齢者における治療の考え方

　PCI によって脳転移の発症が抑制されるとともに，有意な生命予後の改善が得られる．しかし，PCI の晩期毒性として認知機能の障害などが問題となる．生理的に認知機能が低下する傾向のある高齢者においては日常生活にも大きな支障が生じる可能性が高い．

　また，PCI の急性期毒性はほとんど問題がないといわれているが，一次治療である化学療法と放射線療法の集学的治療はかなり強い毒性を伴う治療である．すべての患者が予定された一次療法を完了できるわけではなく，とくに高齢者においては，詳細な状況は不明である．

　さらに，高齢者の価値観の多様性を考慮すると，たとえ治癒を目指した治療選択を行う場合においても，治療期間中の毒性の強さ，治療後の後遺症に対する価値観の違いは重要視しなければならない．

呼吸器

3. 臨床現場での問題

　高齢者に対して治療の推奨を行う際には，生存期間の延長（益）と有害事象や後遺症（害）については ある程度正確な情報を提供できるが，それら益と害のバランスを一般化することは困難である．生存期間の延長を絶対的な利益と考える非高齢者と比較して，価値観が多様である高齢者に対してどのような説明を行うかは医療者側にとって大きな問題である．さらに患者側においては，提示された医学情報をいかに自らの生活に落とし込んで意思決定につなげるかは難題である．

　以上より，「高齢者の小細胞肺がんにはどのような薬物療法が適切か？」という重要臨床課題に対して，「一次治療でCRが得られた高齢者小細胞肺がんに対して，予防的全脳照射（PCI）は推奨されるか？」というクリニカルクエスチョン（CQ）を設定した．CQ 7で想定するのは，「治癒を目指し強力な化学療法および放射線療法を行うことで良好な経過が得られている高齢者に対して，おそらく25％以下の決して高くはない治癒の可能性をいくらか高める治療としてPCIを追加して行うか」という場面である．

解説

　小細胞肺がん（SCLC）の治療の選択は，腫瘍の進展（限局型/進展型），年齢，PS，および合併症によって決定される．SCLCは化学療法および放射線治療に感受性の高い腫瘍であり，高齢者であっても生存期間の延長は認められ，限局型であれば治癒も十分に期待できる．

　限局型SCLCの治療としては，シスプラチン＋エトポシド併用療法に加速過分割照射による胸部放射線治療の併用が推奨される．完全奏効（CR）が得られた患者では予防的全脳照射（PCI）を行うことが推奨されている．PCIによって脳転移の発症を抑制するとともに，有意な予後の改善が得られる．しかし，PCIの晩期毒性として認知機能の障害などが問題となる．

　強力な化学療法と放射線治療によりCRが得られた治療経過が良好な高齢者SCLCに対し，将来の脳転移の発症リスク軽減を目的にPCIを行うべきかは，生存期間の延長を絶対的な利益とする非高齢者と比較して，価値観が多様である高齢者の診療においてとくに重要なテーマである．

　以上より，一次治療でCRが得られた高齢者SCLCに対してPCIを推奨するかについて検討した．本CQでは，直接的アウトカムである生存期間の延長，無増悪生存期間の延長，脳転移発症の抑制，グレード3以上の有害事象の発現，およびQOLの維持（認知機能を含む）を採用した．

　系統的な文献検索を行い，一次スクリーニングで58件の文献が抽出された．さらに二次スクリーニングを行い，最終的に7件の文献が抽出された．このうちRCTが1件で，観察研究が6件であった．RCTは高齢者のみを対象とした試験ではなく，高齢者サブグループ解析も行われていなかった．しかし，Cochraneのシステマティックレビューにおいて65才以上のデータを抽出して解析されていたので採用した．観察研究の6件のうち，高齢者のサブグループ解析がなかった2件は採用しなかった．メタアナリシスについては，1件[1] およびそのデータをもとにしたCochraneのシステマティックレビュー[2] があり，そのなかで年齢別のサブグループ解析も一部のアウトカム（全生存期間，脳転移発症：≦54才，55〜64才，≧65才の3群）で行われており，参考文献とした．したがって，最終的にはRCT 1件，観察研究4件の計5件でのエビ

37

デンス総体の作成となり，メタアナリシスでの評価も考慮した．

生存期間の延長に関して，年齢制限のない RCT は 1 件存在したが，高齢者のサブグループ解析は行われていなかった[3]．しかし，Cochrane のシステマティックレビューにおいては同論文の年齢別サブグループ解析が行われていた．65 才以上のサブグループにおいても，ハザード比 0.11（95％信頼区間 0.02～0.73）であり，PCI は生存期間を有意に延長する結果であった．観察研究においては，73 才以上の高齢者において，PCI 群と未治療群の 5 年生存割合はそれぞれ 10％と 5％[4]，70 才以上における PCI 群と未治療群の 2 年生存割合はそれぞれ 33％と 23％[5]，および進展型を含む 70 才以上の高齢者においてハザード比 0.91（95％信頼区間 0.49～1.68）[6] という結果であった．Patel と Eaton の論文は SEER database を用いた観察研究であり，症例数は十分に多い．したがって，RCT の結果と合わせ，エビデンスの強さは「弱い（C）」とした．なお，Cochrane のシステマティックレビューにおける年齢別サブグループ解析では，54 才以下；ハザード比 0.84（95％信頼区間 0.65～1.08），55～64 才；ハザード比 0.90（95％信頼区間 0.73～1.11），65 才以上；ハザード比 0.79（95％信頼区間 0.60～1.03）と，高齢者は 65 才以上の解析であるが，他の年齢群と変わりない治療成績であった[2]．

無増悪生存期間の延長に関して，評価を行った文献は存在しなかった．

脳転移発症の抑制に関しては，高齢者を対象とした RCT は存在しなかった．年齢別のサブグループ解析は Cochrane のシステマティックレビューにて行われていたが，イベント数が極めて少なく，この 1 件のみで結果を解釈するのは困難であり，エビデンスの強さは「非常に弱い（D）」とした．なお，Cochrane のシステマティックレビューでは，54 才以下；OR 0.55（95％信頼区間 0.39～0.77），55～64 才；OR 0.49（95％信頼区間 0.35～0.68），65 才以上；OR 0.37（95％信頼区間 0.24～0.59）と，高齢者は 65 才以上であるが，他の年齢群と変わりない OR であった．

グレード 3 以上の有害事象の発現に関して，高齢者を対象とした RCT は存在せず，観察研究の 1 件のみであった[6]．イベント数も多くなく，この 1 件の論文のみで結果を解釈するのは困難であり，エビデンスの強さは「非常に弱い（D）」とした．

QOL の低下（認知機能を含む）に関して，評価を行った文献は存在しなかった．

高齢者にとっては，非高齢者よりも認知機能低下のリスクはより重大である．なぜなら加齢による生理的な認知機能低下が基本的に存在し，PCI によるわずかな障害が日常生活に深刻な問題をもたらすことに繋がるからである．高齢者に対する PCI の有害事象については，ほとんど研究されていないので，リスクの定量化は不可能である．SCLC は難治性の腫瘍であるが，治癒の可能性がないわけではない．しかし，PCI による治療成績の向上はわずかであるのが現実である．益と害のバランスについては個人の価値観によってどちらにも傾くものと思われる．

【投票結果】

学術的 COI を理由に構成員 1 名が棄権したため，パネル構成員 13 名による投票の結果，「行うことを弱く推奨する」が 10 票，「行わないことを弱く推奨する」が 3 票であり，推奨の強さは「行うことを弱く推奨する（提案する）」に決定した．

高齢者においては非高齢者と比べてより価値観の多様性を考慮すべきである．すでに社会から引退し余生を悠々自適で過ごしている状況といまだ職業を持ち社会的地位を保たなければならない状況では，同じ暦年齢の高齢者であってもその価値観は自ずと異なるであろう．推奨の決定に際しては，社会的な状況も十分に考慮すべきである．また，PCI を行うかどうかの意思決定に際しては，個人の価値観に基づいて判断できるように効果と有害事象に関する医師から

の説明を十分に行うことが必要である．

【今後の研究課題】
　今後の研究課題としては，PCIによる長期（5年以上の経過）にわたる有害事象の研究があがった．また，80才以上の高齢者の死生観に関する研究も重要であると思われる．

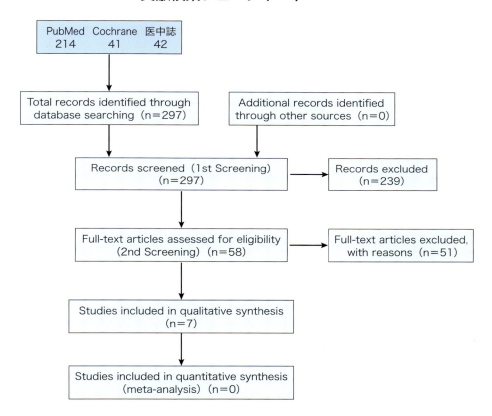

文献検索フローチャート

文献

1) Aupérin A, et al. Prophylactic cranial irradiation for patients with small-cell lung cancer in complete remission. Prophylactic Cranial Irradiation Overview Collaborative Group. N Engl J Med 1999; **341**: 476-484
2) Prophylactic Cranial Irradiation Overview Collaborative Group. Cranial irradiation for preventing brain metastases of small cell lung cancer in patients in complete remission. Cochrane Database Syst Rev 2000; **4**: CD0028052000
3) Ohonoshi T, et al. Comparative study of prophylactic cranial irradiation in patients with small cell lung cancer achieving a complete response: a long-term follow-up result. Lung Cancer 1993; **10**: 47-54
4) Patel S, et al. Evaluation of the use of prophylactic cranial irradiation in small cell lung cancer. Cancer 2009; **115**: 842-850

5) Eaton BR, et al. Effect of prophylactic cranial irradiation on survival in elderly patients with limited-stage small cell lung cancer. Cancer 2013; **119**: 3753-3760
6) Rule WG, et al. Prophylactic cranial irradiation in elderly patients with small cell lung cancer: findings from a North Central Cancer Treatment Group pooled analysis. J Geriatr Oncol 2015; **6**: 119-126

呼吸器

CQ 8

高齢者では完全切除後の早期肺がんに対してどのような術後補助薬物療法が推奨されるか？

推奨

①高齢者において，術後病期ⅠA/ⅠB/ⅡA期の術後補助化学療法としてテガフール・ウラシル（UFT）の投与を実施することを提案する．

【推奨の強さ：❷（合意率79%），エビデンスの強さ：Ⓑ】

②高齢者において，術後病期Ⅱ〜ⅢA期の術後補助化学療法としてシスプラチン併用化学療法を実施することを明確に推奨することはできない．

【推奨の強さ：なし，エビデンスの強さ：Ⓑ】

CQ の背景

1. 完全切除後の早期非小細胞肺がんの標準治療

完全切除後の早期非小細胞肺がんの術後補助化学療法は，病理病期ⅠA/ⅠB/ⅡA期（TNM分類第8版）ではテガフール・ウラシル（UFT），病理病期Ⅱ〜ⅢA期（TNM分類第8版）ではシスプラチン併用化学療法（主にシスプラチン＋ビノレルビン）が標準治療である．シスプラチン併用化学療法は，死亡リスクを約10%軽減するといわれている．5年生存率は，病理病期ⅠAは90%を超える良好な成績であるが，病期が進むごとに治療成績は低下し，臨床病期Ⅲの5年生存率は，50%を下回る．

2. 高齢者における治療の考え方

高齢者においては，シスプラチンによる腎機能低下，さらに投与時の大量補液による心機能への負荷が問題となる場合が多い．また，高齢者では悪心・嘔吐，末梢神経障害など他の有害事象の増強も懸念される．シスプラチン併用化学療法を行えば，1%程度で治療関連死亡が生じる．一方，UFTは2年間の服用であり，治療が長期間にわたるため，服薬アドヒアランスの維持も課題となる．したがって，高齢者にどのような術後補助化学療法を行うべきかは重要な課題である．

以上より，「高齢者の非小細胞肺がんにはどのような薬物療法が適切か？」という重要臨床課題に対して，「高齢者では完全切除後の早期肺がんに対してどのような術後補助薬物療法が推奨されるか？」というクリニカルクエスチョン（CQ）を設定した．このCQでは，論点を明確にするために，「病理病期ⅠA/ⅠB/ⅡA期で2年間UFTを内服するかどうか」，「Ⅱ〜ⅢA期でシス

41

プラチン併用化学療法（シスプラチン＋ビノレルビン）を4サイクル投与するかどうか」の2つに分けたうえで検討を行った.

解説

完全切除後の早期非小細胞肺がんの術後補助化学療法は, 病理病期ⅠA／ⅠB／ⅡA期ではテガフール・ウラシル（UFT）, 病理病期Ⅱ〜ⅢA期ではシスプラチン併用化学療法（主にシスプラチン＋ビノレルビンを4サイクル）が標準治療である. シスプラチン併用化学療法は, 約10％の死亡リスクを軽減するといわれている. しかし, 高齢者においてはシスプラチンの投与が不適切と判断される場合が多い. また, 高齢者では化学療法の毒性の増強が懸念される. UFTは2年間の服用であり, 治療が長期となる. シスプラチン併用化学療法を行えば, 1％程度の頻度で治療関連死亡も生じる. 高齢者にどのような術後補助化学療法を行うべきか, 重要な課題である. 以上より, 病理病期ⅠA／ⅠB／ⅡA期で2年間UFTを内服するか, またⅡ〜ⅢA期でシスプラチン併用化学療法を行うかについて検討を行った.

本CQでは, 直接的アウトカムである生存期間の延長, 無再発生存期間の延長, グレード3以上の副作用の発現, 治療関連死の発生, およびQOLの維持を採用した. なお, TNM分類第8版と第7版以前との整合性を図るため, CQおよび推奨文の表現を修正した.

系統的な文献検索を行い, 一次スクリーニングで90件の文献が抽出された. さらに二次スクリーニングを行い, 最終的に8件の文献が抽出された. 8件のうちRCTが6件で, 観察研究が2件であった. RCTは高齢者のみを対象とした試験ではなく, すべて高齢者サブグループ解析が行われているものであった. メタアナリシスは, 年齢別のサブグループ解析があるものを参考文献とした.

バイアスリスクに関して, RCTの6件ともにオープンラベル試験であること, プロトコールが公開されていないことなどから「−1」とした. 非直接性に関して, 生存期間については年齢によるサブグループ解析が行われていないため「−1」としたが, 無再発生存期間, グレード3以上の有害事象の発現, 治療関連死の発生については年齢によるサブグループ解析が行われているものが1件のみであり「−2」とした. QOLの維持についてはRCTでは検討されている論文がなく, 観察研究のみであったため「−2」とした.

早期非小細胞肺がんの術後補助薬物療法に関するRCTのなかで, 生存期間に関して年齢別のサブグループ解析が行われているものは5件あった. そのうち4件は65才あるいは66才以上のサブグループ解析が行われ[1-4], 1件は60才以上で解析が行われていた[5]. Pepeらの報告は[3], 病理病期ⅠBおよびⅡ期（TNM分類第7版以降）の非小細胞肺がん術後の482例を対象としたRCTのサブグループ解析であり, 66才以上の155例においてシスプラチンとビノレルビンの併用化学療法を受けた介入群の生存期間は経過観察のみの対照群と比較して有意に良好であった（ハザード比0.61, 95％信頼区間0.38〜0.98）. この効果は65才以下の327例を含めた全体の効果と同程度であったが, 高齢者では治療を完遂した割合は少なく, 治療拒否した割合が多かった. その他の報告では有意差をもって介入群で良好であったという結果は得られていなかった. 病理病期Ⅰ期（第7版以前）を対象としたRCTのサブグループ解析では, UFT治療群で生存期間が延長する傾向が認められたが有意差はなかった[2,5]. 病理病期ⅠB期（第7版以前）以上を対象としたプラチナ併用療法については, シスプラチン併用化学療法では良好な傾向は認められず[1],

カルボプラチン併用化学療法では良好な傾向にあったが有意差はなかった[6]．参考文献として利用したメタアナリシスの結果では[7~9]，UFT内服については，70才以上の高齢者サブグループでも有意に生存期間の延長が認められた[7]．シスプラチン併用化学療法については，65才以上のサブグループ解析で投与群において良好な傾向はあるが，有意差を認めていない[8,9]．複数のRCTがあるが，いずれもサブグループ解析であり，エビデンスの強さは「中（B）」とした．

　無再発生存期間に関して，年齢別のサブグループ解析が行われているRCTは1件のみであった[6]．この試験は臨床病期Ⅰ期（第7版以前）以上と診断された非小細胞肺がんを対象に，術後経過観察のみに対して術前および術後の補助化学療法としてカルボプラチンとパクリタキセル併用療法の効果を比較したものであり，そのうち65才以上で術後補助化学療法を受けた162例の無再発生存期間は経過観察のみの180例に対して良好な傾向にあったが有意差は認められなかった（ハザード比0.81，95%信頼区間0.58~1.14）．RCTは1件のみであり，サブグループ解析のため，エビデンスの強さは「弱（C）」とした．

　グレード3以上の有害事象の発現に関して年齢別のサブグループ解析が行われているRCTは1件であり[3]，その他の5件では行われていなかった．非高齢者を含めた全年齢層の解析では，UFT群では有害事象は比較的軽微であったが，プラチナ併用療法が行われた治療群ではグレード3以上の有害事象が多く認められた．サブグループ解析が行われたRCTが1件のみのため，エビデンスの強さは「弱（C）」とした．

　QOLの維持に関して，今回採用した論文では年齢別のサブグループ解析が行われたRCTはなく，観察研究1件のみであった[10]．病期Ⅰ以上の非小細胞肺がんの術後にカルボプラチンとパクリタキセル併用またはシスプラチンとビノレルビン併用の術後補助化学療法を受けた139例（65才以上は66例）に対してQOLを前向きに評価した研究であり，65才以上であっても術後にQOLの有意な低下は認められず，QOLの推移と有害事象の程度も65才未満と同様であった．観察研究のみであり，エビデンスの強さは「非常に弱い（D）」とした．なお，選択した文献には治療関連死の発生を評価した論文はなかった．

　病理病期ⅠA/ⅠB/ⅡA期に対するUFT療法については，70才以上の高齢者においても有意な生存期間の延長を認めている．手術後に2年間の長い治療期間が必要であるが，有害事象は比較的軽微であり，アドヒアランスを良好に保つことは可能と考えられる．

　一方，病理病期Ⅱ~ⅢA期に対するシスプラチン併用化学療法については，経過観察とそれほど大きな差はないこと（5年生存率で10%程度の差），手術後は重篤な有害事象が生じる可能性が高まること，さらに非高齢者を含めた臨床試験の結果から1%程度の治療関連死亡の可能性があることより，益と害のバランスはかなり拮抗している状況である．術後補助化学療法の根源的な問題であるが，術後に治癒している可能性がある患者が，シスプラチン併用化学療法といった非常に強い有害事象を伴う治療介入を受ける点を慎重に考慮する必要がある．

　高齢者においては非高齢者と比べてより価値観の多様性を考慮すべきである．高齢者にとっては，非高齢者と比較して有害事象によるQOL低下のリスクはより重大であり，生存期間の延長より優先している可能性がある．

【投票結果】

　①病理病期ⅠA/ⅠB/ⅡA期に対するUFT療法について：パネル構成員14名による投票の結果，「行うことを強く推奨する」が1票，「行うことを弱く推奨する」が11票，そして，「行わないことを弱く推奨する」が2票であり，推奨の強さは「行うことを弱く推奨する（提案する）」

に決定した．

　②病理病期Ⅱ～ⅢA 期に対するシスプラチン併用化学療法について：パネル構成員 14 名による投票の結果，「行うことを弱く推奨する」が 4 票，「行わないことを弱く推奨する」が 8 票，「行わないことを強く推奨する」が 2 票で，推奨の決定にはいたらなかった．行うことを推奨する立場からは，生存期間の延長をもたらす可能性のある治療を排除したくないという意見があった．また，行わないことを推奨する立場からは，高齢者の術後補助化学療法の治療効果は限定的である可能性が高いこと，高齢者においては有害事象が重症化しやすいことが懸念事項として指摘された．また，高齢者の進行非小細胞肺がんに対しては，2 剤併用療法ではなく単剤化学療法が推奨されていることとの整合性が取れないとの意見もあった．再投票を行ったところ，「行うことを弱く推奨する」が 5 票，「行わないことを弱く推奨する」が 5 票，「行わないことを強く推奨する」が 3 票，棄権が 1 票であり，1 回目の投票よりさらに意見が分かれたため，3 回目の投票は行わずに，推奨パネルの結論としては「推奨なし」に決定した．

【今後の研究課題】

　実臨床においてシスプラチン併用化学療法を行うことができる高齢者は限られている．前向き比較試験の実施は現実的ではないが，高齢者における治療効果と有害事象に関する詳細なリアルワールドのデータの集積が必要とされる．また，病理病期Ⅱ～Ⅲ期に対するシスプラチン併用化学療法については推奨を決定できなかったが，80 才以上の高齢者については，二次スク

文献検索フローチャート

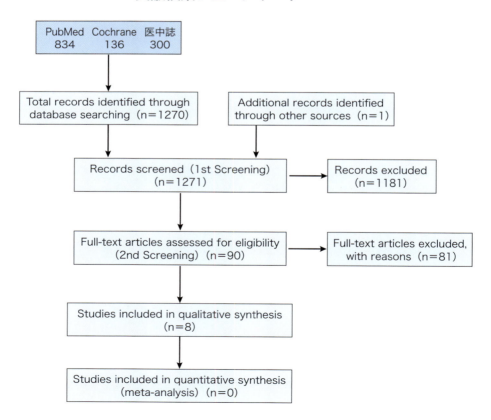

呼吸器

リーニングまで残った観察研究[11]で術後補助薬物療法の有用性は認められなかったという報告があり，今後さらに検討されるべき課題であろう．

文献

1） Arriagada R, et al. Cisplatin-based adjuvant chemotherapy in patients with completely resectednon-small-cell lung cancer. N Engl J Med 2004; **350**: 351-360

2） Kato H, et al. A randomized trial of adjuvant chemotherapy with uracil-tegafur for adenocarcinoma of the lung. N Engl J Med 2004; **350**: 1713-1721

3） Pepe C, et al. Adjuvant vinorelbine and cisplatin in elderly patients: National Cancer Institute of Canada and Intergroup Study JBR.10. J Clin Oncol 2007; **25**: 1553-1561

4） Waller D, et al. Chemotherapy for patients with non-small cell lung cancer: the surgical setting of the Big Lung Trial. Eur J Cardiothorac Surg 2004; **26**: 173-182

5） Nakagawa K, et al. Randomised study of adjuvant chemotherapy for completely resected p-stage I-IIIA non-small cell lung cancer. Br J Cancer 2006; **95**: 817-821

6） Felip E, et al. Preoperative chemotherapy plus surgery versus surgery plus adjuvant chemotherapy versus surgery alone in early-stage non-small-cell lung cancer. J Clin Oncol 2010; **28**: 3138-3145

7） Hamada C, et al. Meta-analysis of postoperative adjuvant chemotherapy with tegafur-uracil in non-small-cell lung cancer. J Clin Oncol 2005; **23**: 4999-5006

8） Pignon JP, et al. Lung adjuvant cisplatin evaluation: a pooled analysis by the LACE Collaborative Group. J Clin Oncol 2008; **26**: 3552-3559

9） Fruh M, et al. Pooled analysis of the effect of age on adjuvant cisplatin-based chemotherapy for completely resected non-small-cell lung cancer. J Clin Oncol 2008; **26**: 3573-3581

10） Park S, et al. Prospective analysis of quality of life in elderly patients treated with adjuvant chemotherapy for non-small-cell lung cancer. Ann Oncol 2013; **24**: 1630-1639

11） Cuffe S, et al. Adjuvant chemotherapy for non-small-cell lung cancer in the elderly: a population-based study in Ontario, Canada. J Clin Oncol 2012; **30**: 1813-1821

CQ 9

高齢者非小細胞肺がんに対して，免疫チェックポイント阻害薬の治療は推奨されるか？

推奨

● 高齢者非小細胞肺がんに対して免疫チェックポイント阻害薬の治療を実施することを提案する．

【推奨の強さ：❷（合意率 86%），エビデンスの強さ：Ⓑ】

CQ の背景

1. Ⅳ期非小細胞肺がんの標準治療

　進行非小細胞肺がん（NSCLC）の薬物療法の選択は，組織型（扁平上皮がん/非扁平上皮がん），分子生物学的マーカー（*EGFR* 遺伝子変異，*ALK* 融合遺伝子など），年齢，performance status（PS），合併症，および患者の嗜好によって決定される．高齢者であっても適切な薬物療法を行えば，生存期間の延長と QOL の向上が期待できる．

　Ⅳ期 NSCLC の一次治療としては，PS 0～1（2）で臓器機能が正常範囲内であれば，プラチナ併用化学療法±ベバシズマブが推奨されており，4～6 サイクル終了後に腫瘍がコントロールされていれば，維持療法としてプラチナ製剤を除いた薬物療法を継続することで，QOL を低下させることなく生存期間の延長につながる．近年，NSCLC に有用な薬剤が多く開発され，プラチナ併用化学療法後に再燃をきたした患者に対しても二次治療以降の治療が標準療法として施行されるようになった．長らくドセタキセル単剤療法が二次治療の標準治療であったが，免疫チェックポイント阻害薬として新たに登場した抗 PD-1 ヒトモノクローナル抗体であるニボルマブとペムブロリズマブが，臨床試験においてドセタキセルよりも有意に生存期間の延長を示したことから，NSCLC の二次治療として日常臨床に導入されている．また，抗 PD-L1 抗体であるアテゾリズマブも良好な治療成績が報告されている．一次治療においては，PD-L1 陽性腫瘍細胞が50% 以上の強発現を示す腫瘍にはペムブロリズマブが推奨される．一方，免疫チェックポイント阻害薬は抗腫瘍効果が長期間続くことが特徴であるが，それらの患者群を事前に同定することはいまだできていない．

2. 高齢者における治療の考え方

　高齢者における免疫チェックポイント阻害薬の有効性および有害事象については，高齢者を直接対象とした大規模な臨床研究が実施されていないため，よくわかっていないのが現状であ

呼吸器

る．多くの臨床試験のデータからは，免疫チェックポイント阻害薬の有害事象は，シスプラチンなど従来の殺細胞性抗がん薬のように高齢者でリスクが高くなることはないと考えられている．また，殺細胞性抗がん薬による有害事象と比較して，免疫関連有害事象は一般にその頻度は少なく，また重篤であってもステロイドなどの有効な治療方法によってマネジメントできるものが多い．しかし，高齢者における免疫関連有害事象の頻度や重症度，およびステロイドへの反応性などは不明な点が多い．さらに，たとえば免疫関連有害事象として内分泌障害が発現した場合，一生涯にわたってホルモン補充療法を継続しなければならないが，高齢者においてそれは許容されるのかという議論はあるかもしれない．また，免疫チェックポイント阻害薬は革新的医薬品として非常に高額であり，その費用負担をどのように賄うべきかは少子高齢化社会における喫緊の重要課題である．

以上より，「高齢者の非小細胞肺がんにはどのような薬物療法が適切か？」という重要臨床課題に対して，「高齢者非小細胞肺がんに対して，免疫チェックポイント阻害薬の治療は推奨されるか？」というクリニカルクエスチョン（CQ）を設定した

解説

Ⅳ期 NSCLC の二次治療は長らくドセタキセル単剤療法が標準治療であったが，現在では免疫チェックポイント阻害薬である抗 PD-1 ヒトモノクローナル抗体ニボルマブとペムブロリズマブが標準治療として使用されるようになった．また，抗 PD-L1 抗体であるアテゾリズマブも良好な治療成績が報告され，臨床に導入された．一次治療においては，PD-L1 陽性腫瘍細胞が50％以上の強発現を示す腫瘍にはペムブロリズマブが推奨されている．一方，免疫チェックポイント阻害薬は抗腫瘍効果が長期間持続することが特徴であるが，現時点ではそれらの患者群を事前に同定することはできない．また，免疫関連有害事象のコントロールが重要であるが，免疫関連有害事象の高齢者における頻度や重症度，およびステロイドへの反応性など不明な点が多い．以上より，高齢者の非小細胞肺がんの治療として免疫チェックポイント阻害薬は推奨されるかについて検討を行った．

本 CQ では，直接的アウトカムである生存期間の延長，無増悪生存期間の延長，グレード 3以上の有害事象の発現，治療関連死の発生，および QOL の維持を採用した．スコープで定義した当初の CQ 9 は「高齢者非小細胞肺がんに対して，抗 PD-1 抗体治療が推奨されるか？」であったが，現在では抗 PD-L1 抗体薬も使用されており，実際にはシステマティックレビューは抗 PD-L1 抗体薬の文献も含めて行われたことから，CQ の表現を修正した．

系統的な文献検索を行い，一次スクリーニングで 19 件の文献が抽出された．さらに二次スクリーニングを行い，最終的に 9 件の文献が抽出された．このうち RCT が 5 件で，第Ⅰ相試験が1 件，単アーム第Ⅱ相試験が 1 件，メタアナリシスが 2 件であった．RCT の 5 件はすべて介入群（ニボルマブ，ペムブロリズマブ，アテゾリズマブ）と対照群（殺細胞性抗がん薬）を直接比較した試験であったが，高齢者を対象としたものは存在しなかった．メタアナリシスの 2 件は年齢別のサブグループ解析がなく，そのうち 1 件は間質性肺障害の発生を解析したものであることから除外とした．バイアスリスクに関して，5 件ともにオープンラベル試験であることから「−1」とした．非直接性に関して，生存期間と無増悪生存期間に対しては年齢によるサブグループ解析が行われていたために「−1」としたが，グレード 3 以上の有害事象の発現と治療関連死

47

に対しては，年齢によるサブグループ解析が行われていないために「−2」とした．

　生存期間に関して，年齢別のサブグループ解析が行われている RCT は 4 件あった．そのうち 2 件は 65 才未満と 65 才以上で分けた解析が行われており [1,2]，その他の 2 件は 65 才未満と 65 才以上 75 才未満と 75 才以上で解析が行われていた [3,4]．前者において，Rittmeyer らの試験は前治療歴のある 850 例のうち 65 才以上の 397 例のサブグループ解析が報告されており，介入群であるアテゾリズマブの投与を受けた 190 例の生存期間は対照群であるドセタキセルの投与を受けた 207 例と比較して有意に良好であった（ハザード比 0.66，95％信頼区間 0.52〜0.83）．これは 65 才未満のサブグループ解析の結果と同程度であった．一方，前治療歴のある NSCLC を対象にペムブロリズマブとドセタキセルを比較した Herbst らの試験では有意な傾向を認めるものの有意水準を満たさなかった．後者はいずれも前治療のある非扁平上皮がんおよび扁平上皮がんの NSCLC に対してニボルマブとドセタキセルを比較した試験であるが，65 才以上 75 才未満では有意差を認めたが，75 才以上では差を認めなかった．RCT による解析であるが，いずれもサブグループ解析のため，エビデンスの強さは「中（B）」とした．

　無増悪生存期間に関して，年齢別のサブグループ解析が行われている RCT は 4 件あった．そのうち 2 件は 65 才未満と 65 才以上で解析が行われ [1,5]，他の 2 件は 65 才未満と 65 才以上 75 才未満と 75 才以上で解析が行われていた [3,4]．前者において，前治療歴のない PD-L1 陽性腫瘍細胞が 50％以上の強発現を示す NSCLC を対象にペムブロリズマブとプラチナ製剤併用化学療法を比較した Reck らの試験では，全体 305 例のうち 65 才以上の 164 例のサブグループ解析の結果，ペムブロリズマブの投与を受けた介入群が有意に良好であった（ハザード比 0.45，95％信頼区間 0.29〜0.70）．一方，前治療歴のある NSCLC を対象とした Herbst らの試験では有意な傾向を認めるものの有意水準を満たさなかった．後者において，扁平上皮がんを対象とした Brahmer らの試験は 65 才以上 75 才未満のサブグループで有意差を認めたが，75 才以上では差を認めなかった [4]．非扁平上皮がんを対象とした Borghaei らの試験では 65 才以上 75 才未満および 75 才以上のサブグループにおいていずれも無増悪生存期間に有意差を認めなかった [3]．RCT の解析であるがサブグループ解析のため，エビデンスの強さは「中（B）」とした．

　グレード 3 以上の有害事象の発現に関して，5 件の RCT はいずれも年齢別のサブグループ解析が行われていなかった．試験全体では介入群よりも対象群の発生頻度が高い傾向であったが，年齢別のサブグループ解析が行われていないため解釈が困難であった．年齢別のサブグループ解析がないため，エビデンスの強さは「弱（C）」とした．

　治療関連死の発生に関して，5 つの RCT では年齢別のサブグループ解析が行われていなかった．治療関連死亡の発生頻度は試験ごとに異なっており，また年齢別のサブグループ解析が行われていないため解釈が困難である．RCT のみの解析であるがサブグループ解析がないため，エビデンスの強さは「弱（C）」とした．

　QOL の維持に関して，評価を行った文献は存在しなかった．

　益である生存期間に関しては，4 つの RCT での高齢者サブグループ解析が存在し，従来の標準治療である殺細胞性抗がん薬と比較して有意に生存期間の延長を認めているものから，有意差はないもののその傾向があるもの，65 才以上 75 才未満のサブグループでは有意差を認めたが，75 才以上の高齢者では有意な生存期間の延長が認められなかったものと様々である．サブグループ解析のため症例数が十分ではなく統計学的な有意差が得られていない可能性がある．無増悪生存期間については，生存期間ほどの差はみられていないが，これは免疫チェックポイント阻害薬の抗腫瘍効果が長期間持続するという特徴と関連があると推察される．また，高齢

呼吸器

者では，免疫チェックポイント阻害薬に限らず治療によって得られる生存期間の延長は非高齢者より短い可能性を考慮しなければならない．

一方，害であるグレード3以上の有害事象の発現，治療関連死の発生，およびQOLの低下については，RCTの年齢別のサブグループ解析は存在しなかった．殺細胞性抗がん薬では高齢者で有害事象の頻度と重症度が高くなるといわれているが，免疫チェックポイント阻害薬も同じことがいえるかどうかは現状でまったく不明である．

なお，今回の推奨の決定に際しては，患者個人および社会全体の医療費については判断材料にはしないこととした．

【投票結果】

パネル構成員14名による投票の結果，「行うことを強く推奨する」が4票，「行うことを弱く推奨する」が8票，「行わないことを弱く推奨する」が2票であり，推奨の決定にはいたらなかった．免疫チェックポイント阻害薬の効果予測に関する信頼できるバイオマーカーがない現状では，免疫チェックポイント阻害薬の効果が投与した患者の半数に満たないのであれば，強くは推奨できないという意見があった．しかし，難治がん患者にとって新規機序による治療への期待はかなり大きいことを考慮すべきであるという意見があった．それらの議論の後に再投票を行った結果，「行うことを強く推奨する」が1票に減り，「行うことを弱く推奨する」が12票に増え，「行わないことを弱く推奨する」が1票となり，推奨の強さは「行うことを弱く推奨する（提案する）」に決定した．

【今後の研究課題】

高齢者を対象とした免疫チェックポイント阻害薬の前向きの介入試験が必要であるとの意見が出されたが，現時点ではそのような臨床試験が行われる予定はない．ただし，免疫チェックポイント阻害薬と殺細胞性抗がん薬などの併用療法の開発が進むにつれ，高齢者での毒性プロファイルが大きく変化することがありうるので，併用療法については高齢者を対象とした前向き臨床試験が必要になるかもしれない．なお，本CQの推奨決定後に，非扁平上皮がん371例を対象としたニボルマブの拡大アクセスプログラムの結果がイタリアから発表された[6]．65才未満126例（34％）と比較して，65才以上75才未満175例（47％）および75才以上70例（19％）の高齢者における腫瘍縮小効果はほぼ同等であり（それぞれ18％，18％，19％），グレード3および4の有害事象の発現はいずれも低く（それぞれ3％，9％，3％），有害事象による治療中止はいずれも4～5％であったと報告されている．

さらに，免疫チェックポイント阻害薬は革新的医薬品として非常に高額であり，高額療養費制度はあるものの，患者の経済的な負担は大きい．社会保障制度のなかで，その費用負担を誰がどのように賄うべきなのかは少子高齢化社会の重要課題である．

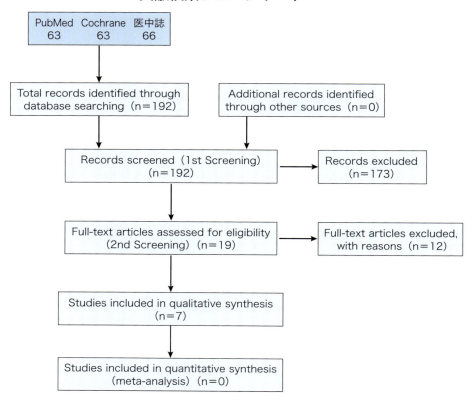

文献

1) Herbst RS, et al. Pembrolizumab versus docetaxel for previously treated, PD-L1-positive, advanced non-small-cell lung cancer (KEYNOTE-010): a randomised controlled trial. Lancet 2016; **387**: 1540-1550
2) Rittmeyer A, et al. Atezolizumab versus docetaxel in patients with previously treated non-small-cell lung cancer (OAK): a phase 3, open-label, multicentre randomised controlled trial. Lancet 2017; **389**: 255-265
3) Borghaei H, et al. Nivolumab versus Docetaxel in Advanced Nonsquamous Non-Small-Cell Lung Cancer. N Engl J Med 2015; **373**: 1627-1639
4) Brahmer J, et al. Nivolumab versus Docetaxel in Advanced Squamous-Cell Non-Small-Cell Lung Cancer. N Engl J Med 2015; **373**: 123-135
5) Reck M, et al. Pembrolizumab versus chemotherapy for PD-L1-positive non-small-cell lung cancer. N Engl J Med 2016; **375**: 1823-1833
6) Grossi F, et al. Use of nivolumab in elderly patients with advanced squamous non-small-cell lung cancer: results from the Italian cohort of an expanded access programme. Eur J Cancer 2018; **100**: 126-134

乳腺

高齢者のがん薬物療法ガイドライン

CQ 10

高齢者ホルモン受容体陽性，HER2 陰性乳がんの術後化学療法でアントラサイクリン系抗がん薬を投与すべきか？

推奨

● 化学療法を必要とするベースラインリスクの場合，アントラサイクリン系抗がん薬を含む治療を行うことを提案する．

【推奨の強さ：❷（合意率 86%），エビデンスの強さ：Ⓑ】

CQ の背景

1. ホルモン受容体陽性 HER2 陰性乳がんの術後標準治療

　乳がんの術後標準治療は，サブタイプに応じて内分泌療法，化学療法および抗 HER2 モノクローナル抗体を組み合わせて行われる．

　ホルモン受容体陽性 HER2 陰性乳がんの術後標準治療は，内分泌療法が基本であり，再発リスクに応じて化学療法が追加される．化学療法のキードラッグはアントラサイクリン系抗がん薬であり，ドキソルビシンまたはエピルビシンを含むレジメンが選択されていることが多い．

2. 高齢者におけるホルモン受容体陽性 HER2 陰性乳がんの術後治療の考え方

　高齢者では，ホルモン受容体陽性 HER2 陰性乳がんの術後治療に対して化学療法そのものが標準治療の位置づけではないこと，化学療法に対する忍容性のデータが十分でないことから，実地臨床では，内分泌療法に化学療法の追加，内分泌療法単独，あるいは経過観察が患者ごとに検討されている．とくに，アントラサイクリンの心毒性は不可逆性であり，年齢がリスクのひとつであり，さらに高齢者では治療開始前から心機能が低下していることも多い．基本となる内分泌療法に化学療法を追加すべきか，化学療法を追加するとしてアントラサイクリン系抗がん薬を使用するかといった選択を考えるうえで，治療効果と有害事象とのバランスはより重要となる．すなわち，高齢者ホルモン受容体陽性 HER2 陰性乳がん術後治療において，内分泌療法にアントラサイクリン系抗がん薬を含む化学療法を追加すべきかは臨床における重要な課題である．

　以上より，「高齢者の乳がんにはどのような薬物療法が適切か？」という重要臨床課題に対して，「高齢者ホルモン受容体陽性 HER2 陰性乳がんの術後化学療法でアントラサイクリン系抗がん薬を投与すべきか？」というクリニカルクエスチョン（CQ）を設定した．

乳　腺

解説

　ホルモン受容体陽性 HER2 陰性乳がんの術後標準治療は内分泌療法であり，再発リスクに応じて化学療法の追加が行われる．化学療法のキードラッグはアントラサイクリン系抗がん薬であり，ドキソルビシンまたはエピルビシンを含むレジメンが選択されていることが多い．しかし，アントラサイクリン系抗がん薬は不可逆的な心毒性を有し，様々な合併症を持つことの多い高齢者においては，心不全のリスクが上昇することが想定される．そのため，とくに高齢者では，化学療法の追加，さらに化学療法薬としてアントラサイクリン系抗がん薬を含めるかは患者ごとに検討されているのが現状である．以上より，再発高リスクで化学療法を行うことが必要な場合に，アントラサイクリン系抗がん薬を含む化学療法が推奨されるかについて検討を行った．

　本 CQ では，アウトカムとして生存期間の延長，無再発生存期間の延長，QOL の維持を益として，治療関連死の発生，心毒性の発生を害として重視した．有害事象による入院，グレード 3 以上の有害事象の発現は重要であるが，治療関連死や心毒性の発生と比較して重大ではないと判断した．

　文献検索では高齢者を対象とした術後化学療法に関する臨床試験，アントラサイクリン系抗がん薬を含む，および含まない術後化学療法に関する臨床試験，アントラサイクリン系抗がん薬による心毒性についての研究を系統的に検索した．一次スクリーニングで 19 件の文献が抽出され，さらに二次スクリーニング後に残った論文は，ハンドサーチで加えたものも含めて 10 件であった．しかし，高齢者でホルモン受容体陽性（Luminal タイプ）のみを対象とした文献は存在しなかった．HER2 に言及していない文献も多く，ましてやサブタイプでサブグループ解析を行った文献もなかった．これらは，サブタイプに関する概念がまだ比較的新しいことと，臨床試験患者に占める高齢者の割合が少ないことが要因と考えられる．本 CQ では，高齢者でホルモン受容体陽性（Luminal タイプ）に対するアントラサイクリン系抗がん薬の意義を問う内容であるため，対照には無治療経過観察と内分泌療法単独が含まれる．そのため，術後内分泌療法が必要なのか，内分泌療法に化学療法を加えるべきか，加えるならアントラサイクリンを入れるべきかという 3 段階の CQ となる．検索キーワードはそのいずれの答えも得られるような設定を目指して文献検索を行ったが，結果的には化学療法の内容に関する RCT のみが残り，無治療および内分泌療法単独に対して化学療法の追加の意義について検討するための文献は得られなかった．ただし，EBCTCG のメタアナリシスの 2005 年版[1] で，無治療とタモキシフェンの比較およびタモキシフェン単独と化学療法の追加に関する解析が報告されているため，内容が重複するが EBCTCG の 2012 年版に加え 2005 年版も残した．また，閉経後ホルモン受容体陽性乳がんの術後内分泌療法の現在の標準はアロマターゼ阻害薬であり，タモキシフェンとの比較を示した BIG1-98 も SIOG の推奨から引用してハンドサーチで加えた．したがって，エビデンス総体ではアントラサイクリン系抗がん薬を含む化学療法とアントラサイクリン系抗がん薬を含まない化学療法を比較検討した．結果的にエビデンス総体に含まれる 4 つのランダム化比較試験（RCT）と 2 つの観察研究は，高齢者のトリプルネガティブの術後療法におけるアントラサイクリン系抗がん薬の必要性を検討した CQ 11 と同じになった．

　まず，全生存期間と無再発生存期間（または無病生存期間）に関しては，おおむね同様の傾向となり，アントラサイクリン系抗がん薬を含む化学療法の有効性を支持する結果が半数を超え

53

た．アントラサイクリン系抗がん薬の使用を支持しない US oncology 9735 試験[2] では，アントラサイクリン系抗がん薬を使用しない治療（ドセタキセル・シクロホスファミド併用療法）がドキソルビシン・シクロホスファミド併用療法（AC）に対して有意に全生存期間と無病生存期間を延長しており，全 1,016 例のうち 65 才以上の高齢者 160 例（16％）のサブグループ解析でもその傾向はかわらなかった．また，この研究のなかで ER や HER2 に関して行われた無病生存期間のサブグループ解析では，いずれにおいても同様の傾向はみられるものの有意差はついておらず，したがって高齢者のホルモン受容体陽性（Luminal タイプ）で同様の結果が得られるかは判断できない．アントラサイクリン系抗がん薬の使用を支持する試験は 3 つあった（CALGB49907[3]，ICE II-GBG52[4]，CALGB40101[5]）．ICE II-GBG52[4] は状態のよい（no-frail）65 才以上の高齢者を対象に，術後補助化学療法としてエピルビシン・シクロホスファミド併用療法（EC）またはシクロホスファミド・メトトレキサート・フルオロウラシル併用療法（CMF）の標準治療群に対してアルブミン懸濁型パクリタキセル・カペシタビン併用療法を比較した第 II 相試験であるが，症例数が 391 例とやや少ないものの，もともと高齢者を対象としており，ホルモン受容体陽性（Luminal タイプ）が 65％含まれている．主要評価項目は治療中止と有害事象であったが，これら 2 群間で生存期間および無病生存期間には有意差を認めなかった．CALGB49907[3] は 65 才以上を対象に CMF または AC の標準治療に対するカペシタビン単剤の非劣性を検証した比較試験であるが，600 例目を登録した時点で主要評価項目である無再発生存期間においてカペシタビンが標準治療と比較して劣ることが明らかになり途中で中止されている．無再発生存期間と全生存期間において，全症例での解析でいずれも標準治療群が良好であった．この試験は，標準治療群に CMF が含まれるために真にアントラサイクリン系抗がん薬との比較ではないが，高齢者を対象としている点，ホルモン受容体陽性が 3 分の 2 を占めることから，本 CQ を検討するうえで重要である．CALGB40101[5] はアントラサイクリン系と非アントラサイクリン系抗がん薬を直接比較した大規模比較試験であり，全症例 3,871 例のうち 50 才以上は 61％，ホルモン受容体陽性は 68％を占めている．この試験では，無再発生存期間と全生存期間においてパクリタキセル単剤療法の AC に対する非劣性は示されず，ホルモン受容体陽性でも同様の結果であった．以上より，高齢者でホルモン受容体陽性（Luminal タイプ）を直接評価したデータはなかったが，そのような患者を多く含む臨床試験の結果は，生存期間および無再発生存期間におけるアントラサイクリン系抗がん薬の意義を支持するものと考えられる．

　次に治療関連死では，各試験いずれも非常に少ない発症であった．前述の 4 つの RCT 全体で計 19 例の治療関連死を認め，そのうちアントラサイクリン系抗がん薬が使用された標準治療群では 13 例，非アントラサイクリン群では 6 例であった．CALGB40101[5] では，登録後 11～34 ヵ月でみられた骨髄性白血病または骨髄異形成症候群 7 例を治療関連死に含めているが，晩期毒性による死亡，とくに血液疾患や心疾患が高齢者にとってどの程度重要であるかの判断は困難である．

　QOL については，標準治療としての CMF または AC に対するカペシタビン単剤の非劣勢を検証した CALGB49907 の附随研究として，登録された 633 例のうち 350 例を対象として治療前から 24 ヵ月後までの QOL を評価した観察研究が報告されていた[6]．これによると，治療中と治療終了時の QOL は有意にカペシタビンの投与を受けた患者で良好であったが，治療終了 12 ヵ月後までにその差はなくなり，そのまま 24 ヵ月後まで変わらなかった．

　最後に心毒性については，それぞれの RCT での心臓関連の有害事象の報告に加え，高齢者の心毒性に関する観察研究[7] をハンドサーチで追加した．アントラサイクリン系抗がん薬の投与

乳　腺

を受けた患者での心臓関連の治療関連死の報告は極めて少なく，CALGB40101 と US Oncology 9735 において計 3 例のみであった[2,5]．ICE II-GBG52 では両群に心臓関連の有害事象がみられたが心毒性による治療関連死はなく，EC または CMF の標準治療群がアントラサイクリン系抗がん薬を含まない試験治療群よりもむしろ心臓関連の有害事象は少なかった[4]．CALGB49907 では AC の投与を受けた患者のなかで心不全になった患者はいなかった[3]．これらは臨床試験に登録された患者のデータであることから，実際の診療において遭遇する心毒性の頻度はもっと高い可能性があることに注意が必要である．米国の SEER-Medicare-linked database を用いた 4 万人規模の観察研究は，66～80 才の患者を対象にアントラサイクリン系抗がん薬によるうっ血性心不全の関連因子を検討したものである[7]．そのうち，術後にアントラサイクリン系抗がん薬を受けた患者は 4,712 例，アントラサイクリン系抗がん薬以外の化学療法を受けた患者は 3,912 例，34,705 例は化学療法を受けていなかった．アントラサイクリン系抗がん薬およびそれ以外の化学療法を受けた患者のうち，それぞれ 56％および 55％がホルモン受容体陽性であった．その結果，66～70 才の患者ではアントラサイクリン系抗がん薬の投与によって有意にうっ血性心不全のリスクが高かった（ハザード比 1.26，95％信頼区間 1.12～1.42）．一方，71～80 才では，有意差は認めなくなったが，うっ血性心不全の発症は 66～70 才よりも全体的に高かった．ただし，うっ血性心不全の診断は，Medicare の請求に基づいた記載のため，真の頻度より高くなっている可能性が高い．

　エビデンスの強さについては，高齢者を対象とした前向き臨床試験は複数あるが，いずれもサブグループ解析であり，エビデンスの強さは「中（B）」と判断した．

　益と害のバランスについては，アントラサイクリン系抗がん薬を含む化学療法による生存期間の延長，無再発生存期間の延長による益は大きい，とくに，無再発生存期間の延長による患者や家族の心理的・身体的負担の軽減の益は大きいと判断した．アントラサイクリン系抗がん薬を含めた治療による治療関連死の発生や心毒性への影響は明確でないこと，QOL の低下は治療中のみであることから害は小さいことが示された．以上より，益と害のバランスは確実と判断した．

【投票結果】

　以上をもとに，パネル構成員 14 名による投票を行った結果，「行うことを弱く推奨する」12 票，「行わないことを弱く推奨する」2 票であり，「行うことを弱く推奨する（提案する）」に決定した．

【今後の研究課題】

　本 CQ の検討では，そもそもサブタイプ別で術後化学療法の予後を検討した文献が，高齢者の Luminal タイプに関しては得られなかった．

　高齢者の場合，予後に有意差があるかどうかは，平均余命に影響されるので，その意味で日本人の高齢者に，海外の臨床試験の結果がそのまま該当するかは疑問である．さらに，再発リスクを決める因子についても高齢者は非高齢者とは異なる可能性がある．したがって，日本人を直接対象とした臨床試験の実施が望ましい．

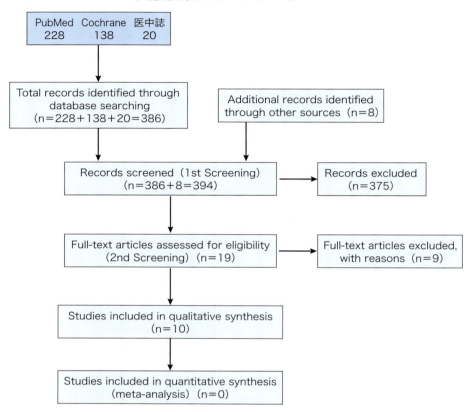

文献

1) Early Breast Cancer Trialists' Collaborative G, Peto R, Davies C, et al. ffects of chemotherapy and hormonal therapy for early breast cancer on recurrence and 15-year survival: an overview of the randomised trials. Lancet 2005; **365**: 1687-1717
2) Jones S, et al. Docetaxel With Cyclophosphamide Is Associated With an Overall Survival Benefit Compared With Doxorubicin and Cyclophosphamide: 7-Year Follow-Up of US Oncology Research Trial 9735. J Clin Oncol 2009; **27**: 1177-1183
3) Muss HB, et al. Adjuvant chemotherapy in older women with early-stage breast cancer. N Engl J Med 2009; **360**: 2055-2065
4) von Minckwitz G, et al. A randomized phase 2 study comparing EC or CMF versus nab-paclitaxel plus capecitabine as adjuvant chemotherapy for nonfrail elderly patients with moderate to high-risk early breast cancer (ICE II-GBG 52). Cancer 2015; **121**: 3639-3648
5) Shulman LN, et al. Comparison of doxorubicin and cyclophosphamide versus single-agent paclitaxel as adjuvant therapy for breast cancer in women with 0 to 3 positive axillary nodes: CALGB 40101 (Alliance). J Clin Oncol 2014; **32**: 2311-2317
6) Kornblith AB, et al. Quality of life of older patients with early-stage breast cancer receiving adjuvant chemotherapy: a companion study to cancer and leukemia group B 49907. J Clin Oncol 2011; **29**: 1022-1028
7) Pinder MC, et al. Congestive heart failure in older women treated with adjuvant anthracycline chemotherapy for breast cancer. J Clin Oncol 2007; **25**: 3808-3815

乳　腺

CQ 11

高齢者トリプルネガティブ乳がんの術後化学療法でアントラサイクリン系抗がん薬の省略は可能か？

推奨

● アントラサイクリン系抗がん薬を省略しないことを提案する．

【推奨の強さ：❷（合意率 71%），エビデンスの強さ：Ⓑ】

CQ の背景

1. 高齢者におけるトリプルネガティブ乳がんの術後治療の考え方

　トリプルネガティブ乳がんの術後治療は化学療法が標準治療である．化学療法のキードラッグはアントラサイクリン系抗がん薬であり，ドキソルビシンやエピルビシンを中心としたレジメンが選択されていることが多い．一方，高齢者では，化学療法そのものが必ずしも標準治療の位置づけではないこと，化学療法の忍容性のデータが十分でないことから，実地臨床では，化学療法あるいは経過観察が患者ごとに検討されている．とくにアントラサイクリン系抗がん薬による心毒性は不可逆性であり，年齢がリスクのひとつであり，さらに高齢者では治療開始前から心機能が低下していることも多いため，治療効果と有害事象のバランスがより重要となる．アントラサイクリン系抗がん薬を避けることで化学療法の有害事象を軽減できると期待できるが，治療効果の高いアントラサイクリン系抗がん薬を使用しないことで治療効果が劣るかもしれないことは，治癒を目指す治療においては大きなジレンマとなる．したがって，トリプルネガティブ乳がんの術後治療における化学療法の選択を考えるうえで，アントラサイクリン系抗がん薬を省略できるかは重要な臨床課題である．

　以上より，「高齢者の乳がんにはどのような薬物療法が適切か？」という重要臨床課題に対して，「高齢者トリプルネガティブ乳がんの術後化学療法でアントラサイクリン系抗がん薬の省略は可能か？」というクリニカルクエスチョン（CQ）を設定した．

解説

　トリプルネガティブ乳がん術後の標準治療は化学療法である．化学療法のキードラッグはアントラサイクリン系抗がん薬であり，ドキソルビシンやエピルビシンを中心としたレジメンが

57

選択される．一方，アントラサイクリン系抗がん薬による心毒性は不可逆性であり，高齢者では治療効果と有害事象のバランスがより重要となる．アントラサイクリン系抗がん薬を避けることで化学療法の有害事象の軽減を期待できるが，それを使用しないことで治療効果は劣るかもしれないという懸念がある．とくに高齢者では化学療法薬としてアントラサイクリン系抗がん薬を含めるか，省略するかは患者ごとに検討されているのが現状である．以上より，トリプルネガティブ乳がんの術後化学療法において，アントラサイクリン系抗がん薬を省略できるかについて検討を行った．

本 CQ で重大としたアウトカムについて，スコープには益として記載された生存期間と無再発生存期間の「延長」を，アントラサイクリン系抗がん薬を省略することによる生存期間と無再発生存期間の「短縮」に読み替えて害とし，スコープで害とした治療関連死と心毒性の「発生」はそれぞれ「発生頻度の低下」に読み替えて益とした．QOL の維持はそのまま益とした．有害事象による入院，グレード 3 以上の有害事象の発現は重要であるが，採用したアウトカムと比較して重大ではないと判断した．

文献検索では高齢者を対象とした術後化学療法に関する臨床試験，アントラサイクリン系抗がん薬を含む，および含まない術後化学療法に関する臨床試験，アントラサイクリン系抗がん薬による心毒性についての研究を系統的に検索した．また本 CQ では定量的なメタアナリシスも行った．

一次スクリーニングで 19 件の文献が抽出され，二次スクリーニング後に残った論文は，ハンドサーチで追加したものを含めて 12 件であった．しかし，高齢者トリプルネガティブのみを対象としたランダム化比較試験（RCT）や観察研究はなかった．なお，EBCTCG のメタアナリシスの 2012 年版[1] で，無治療と化学療法の比較に関する解析が報告されているため採用した．

とくに，対象を 65 才以上の高齢者に限定してアントラサイクリン系抗がん薬を含む化学療法と含まない化学療法を比較した 2 つの RCT[2,3] と，高齢者をある程度（65 才以上の割合が 15% 前後）含む患者を対象にアントラサイクリン系抗がん薬を含む化学療法と含まない化学療法を比較した 2 つの RCT[4,5] を中心にエビデンスを評価した．なお，これらの 4 つの試験は，高齢者でホルモン受容体陽性（の Luminal タイプ）の術後療法におけるアントラサイクリン系抗がん薬の意義を検討した CQ 10 においても評価対象としている．

採用した RCT は試験ごとに介入治療が異なるが，対照となる標準治療にはアントラサイクリンを含む治療としてドキソルビシン・シクロホスファミド併用療法（AC）またはエピルビシン・シクロホスファミド併用療法（EC）といったアントラサイクリン系抗がん薬とシクロホスファミドの併用治療が用いられていた．65 才以上の高齢者に限定した 2 つの RCT は標準治療としてアントラサイクリン系抗がん薬を用いないシクロホスファミド・メトトレキサート・フルオロウラシル併用療法（CMF）も許容されており，どちらも試験治療にカペシタビンを含んでおり，CALGB 49907[2] はカペシタビン単剤，ICE II-GBG52[3] はカペシタビンとアルブミン懸濁型パクリタキセル併用治療であった．前者の CALGB 49907 のサブグループ解析では，全体で 633 例のうち 206 例（33%）がホルモン受容体陰性であり，そのうちカペシタビン単剤治療を受けた患者は AC または CMF による標準治療を受けた群と比較して無再発生存期間（ハザード比 4.39，95% 信頼区間 2.9〜6.7，$p < 0.001$）および全生存期間（ハザード比 3.76，95% 信頼区間 2.23〜6.34，$p < 0.001$）で劣っていた[2]．この試験では HER2 発現は解析されていないため，これらホルモン受容体陰性例のなかに HER2 陽性例を含んでいる可能性がある．ICE II-GBG52 では，69 例（18%）のトリプルネガティブ症例を含む全 391 例の解析で，カペシタビン・アルブミン懸濁型

乳　腺

パクリタキセル併用群では EC または CMF による標準治療群と比較して 2 群間で生存期間および無病生存期間に有意差を認めなかったが，治療中止や非血液毒性が増加した[3]．CALGB40101 は高齢者に限定せずに行われた大規模 RCT である．この試験では無再発生存期間と全生存期間において標準治療である AC に対してパクリタキセル単剤療法の非劣性は示されず，サブグループ解析においてホルモン受容体陰性でも同様の結果であった[4]．高齢者かつトリプルネガティブを対象としたサブグループ解析はなく，試験全体で 50 才以上は 61%，ホルモン受容体陽性は 68% であり，約半数の症例で解析された HER2 発現は 84% で陰性であったことから，トリプルネガティブは全体の 3 割以下と推測されることに注意が必要である．一方，US Oncology 9735 も高齢者に限定せずに 1,016 例に対して行われた RCT である[5]．この試験では，アントラサイクリン系抗がん薬を使用しない治療（ドセタキセル・シクロホスファミド併用療法）が AC と比較して無病生存期間と全生存期間を延長させたことが 7 年間の追跡調査によって示されている．そして，その傾向は 65 才以上の高齢者（160 例，16%），ホルモン受容体陽性（294 例，30%），または HER2 陰性（124 例，12%）のサブグループ解析においても同様であった．以上より，これらの試験結果は必ずしも一致していないが，高齢者においても，トリプルネガティブあるいはホルモン受容体陰性例ではアントラサイクリン系抗がん薬を含んだ補助化学療法が必要であることがうかがえる．したがって，トリプルネガティブ乳がんの術後化学療法においてアントラサイクリン系抗がん薬を省略することによって，生存期間および無再発生存期間が短縮する可能性を考えなければならない．

有害事象について，高齢者に限定して心毒性についてまとめた観察研究が 2 件あった[6,7]．ひとつの観察研究は，米国の SEER-Medicare-linked database を用いて 66～80 才の 4 万人規模の患者を対象にうっ血性心不全の関連因子を検討したものである[7]．術後にアントラサイクリン系抗がん薬を受けた患者は 4,712 例，アントラサイクリン系抗がん薬以外の化学療法を受けた患者は 3,912 例，それ以外の 34,705 例は化学療法を受けていなかった．その結果，アントラサイクリン系抗がん薬の投与を受けた 66～70 才の患者ではうっ血性心不全のリスクが高く（ハザード比 1.26，95% 信頼区間 1.12～1.42），多変量解析において年齢は有意な予測因子であった．この研究では，アントラサイクリン系抗がん薬およびそれ以外の化学療法を受けた患者のうち，それぞれ 28% および 30% がホルモン受容体陰性であり，したがって，トリプルネガティブは 3 割程度であると推測される．もうひとつの観察研究も米国の SEER-Medicare-linked database を用いて 65 才以上の 3 万人規模の患者を対象に心毒性を評価したものである．このうち約 2,300 例がアントラサイクリン系抗がん薬の投与を受けており，うっ血性心不全を含む心毒性のリスクの上昇を認めた．ホルモン受容体陰性例は 11% 含まれており，サブグループ解析にて同様の心毒性のリスクの上昇を認めた．前述の 4 つの RCT[2~5] においては，いずれの試験においても心毒性の発症頻度に明らかな差や傾向を認めていない．高齢であること自体が心機能低下のリスクであり，治療前にアントラサイクリン系抗がん薬の投与が可能な心機能を維持している割合は若年層と比べて少ないが，これらの介入試験や観察研究からも，高齢を理由にアントラサイクリン系抗がん薬を避けなければならないほど心機能への影響は大きくないと考えられる．ただし，これらのデータはすべて欧米人のデータであり，日本人の心疾患のベースラインリスクが欧米人と比べて低いことを考えると，日本においてはアントラサイクリン系抗がん薬の影響が欧米と比べて相対的に大きくなる可能性はある．さらに，大規模なリアルワールドデータに基づく観察研究では，アントラサイクリン系抗がん薬による心毒性のリスクの上昇が認められている点に注意が必要である．

治療関連死の発生については，4つのRCTすべてにおいてアントラサイクリン系抗がん薬を含む化学療法による治療関連死は非常に少なかった．QOLの維持についてはCALGB49907の附随研究としてQOLを評価した観察研究が報告されていた[8]．治療中と治療終了時のQOLは有意にカペシタビンの投与を受けた患者で良好であったが，治療終了12ヵ月後の評価までにではその差はなくなっており，アントラサイクリン系抗がん薬によるQOLの低下は可逆的であると考えられた．

　以上，効果，有害事象の評価から，高齢者のトリプルネガティブ乳がんあるいはホルモン受容体陰性乳がんの術後化学療法におけるアントラサイクリン系抗がん薬について，それらを省略することによって生存期間や無再発生存期間が短縮する可能性がある，省略しても心毒性や治療関連死の発生頻度の低下は明らかではない，またアントラサイクリン系抗がん薬によるQOLの低下は一時的であると考えられた．益と害のバランスの確実性はあると判断とした．エビデンスの強さについては，高齢者を対象とした前向き臨床試験は複数あるが，いずれもサブグループ解析であり，トリプルネガティブ乳がんを対象としたものは存在しなかったことから，エビデンスの強さは「中（B）」と判断した．

　抽出した前向き試験 CALGB49907[2] と ICE II-GBG52[3] を対象としてメタアナリシスを行った．その結果，アントラサイクリン系抗がん薬を省略することで生存期間と無再発生存期間が短縮する可能性が示唆された（図1）．

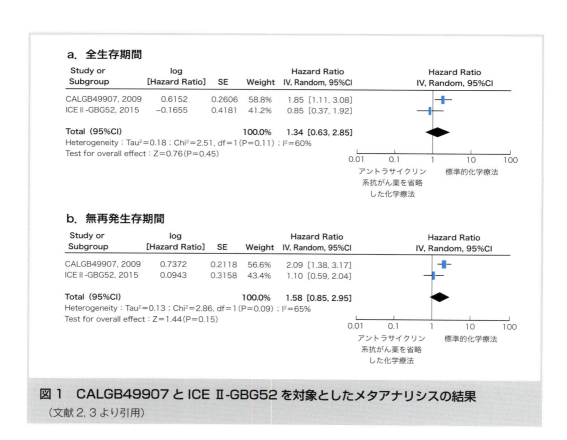

図1　CALGB49907とICE II-GBG52を対象としたメタアナリシスの結果
（文献2, 3より引用）

【投票結果】

　以上をもとに，パネル構成員14名による投票を行った．1回目は「行う（省略する）ことを強く推奨する」1票，「行う（省略する）ことを弱く推奨する」2票，「行わない（省略しない）ことを弱く推奨する」9票，「行わない（省略しない）ことを強く推奨する」2票で推奨は決定にいたらなかった．議論の後に再投票を行った結果，「行う（省略する）ことを弱く推奨する」1票，「行わない（省略しない）ことを弱く推奨する」10票，「行わない（省略しない）ことを強く推奨する」3票であり，推奨は「行わない（省略しない）ことを弱く推奨する（提案する）」に決定した．

【今後の研究課題】

　今回の検討では，CQ 10と同様に高齢者でサブタイプ別に術後化学療法を検討した文献が得られず，サブグループ解析や他のサブタイプを含むデータをもとに，高齢者のトリプルネガティブでのエビデンスを検討することになった．今後ますますトリプルネガティブ乳がんの治療選択肢は増えることから，このサブタイプに焦点を当てた高齢者の臨床試験が必要であろう．

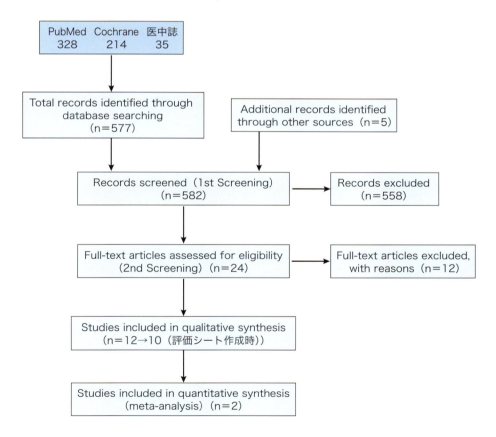

文献検索フローチャート

文献

1) Early Breast Cancer Trialists' Collaborative G, Peto R, Davies C, et al. Comparisons between different poly-chemotherapy regimens for early breast cancer: meta-analyses of long-term outcome among 100,000 women in 123 randomised trials. Lancet 2012; **379**: 432-444

2) Muss HB, et al. Adjuvant chemotherapy in older women with early-stage breast cancer. N Engl J Med 2009; **360**: 2055-2065

3) von Minckwitz G, et al. A randomized phase 2 study comparing EC or CMF versus nab-paclitaxel plus capecitabine as adjuvant chemotherapy for nonfrail elderly patients with moderate to high-risk early breast cancer (ICE II-GBG 52). Cancer 2015; **121**: 3639-3648

4) Shulman LN, et al. Comparison of doxorubicin and cyclophosphamide versus single-agent paclitaxel as adjuvant therapy for breast cancer in women with 0 to 3 positive axillary nodes: CALGB 40101 (Alliance). J Clin Oncol 2014; **32**: 2311-2317

5) Jones S, et al. Docetaxel With Cyclophosphamide Is Associated With an Overall Survival Benefit Compared With Doxorubicin and Cyclophosphamide: 7-Year Follow-Up of US Oncology Research Trial 9735. J Clin Oncol 2009; **27**: 1177-1183

6) Doyle JJ, et al. Chemotherapy and cardiotoxicity in older breast cancer patients: a population-based study. J Clin Oncol 2005; **23**: 8597-8605

7) Pinder MC, et al. Congestive heart failure in older women treated with adjuvant anthracycline chemotherapy for breast cancer. J Clin Oncol 2007; **25**: 3808-3815

8) Kornblith AB, et al. Quality of life of older patients with early-stage breast cancer receiving adjuvant chemotherapy: a companion study to cancer and leukemia group B 49907. J Clin Oncol 2011; **29**: 1022-1028

乳　腺

CQ 12

高齢者 HER2 陽性乳がん術後に対して，術後薬物療法にはどのような治療が推奨されるか？

推奨

● トラスツズマブと化学療法の併用治療は，化学療法のみと比べ，推奨される．

【推奨の強さ：❶（合意率 92%），エビデンスの強さ：Ⓑ】

CQ の背景

1. 高齢者における HER2 陽性乳がんの術後治療の考え方

　HER2 陽性乳がん術後の標準治療は，化学療法と抗 HER2 モノクローナル抗体トラスツズマブの併用治療である．ホルモン受容体陽性の場合は，内分泌治療を加える．一方，高齢者では，術後の化学療法そのものが必ずしも標準治療の位置づけではないこと，化学療法およびトラスツズマブの忍容性のデータが十分でないことから，実地臨床では，トラスツズマブと化学療法の併用療法，化学療法のみ，トラスツズマブのみ，ホルモン受容体陽性の場合は内分泌治療，あるいは経過観察などが患者ごとに検討されている．乳がん化学療法のキードラッグであるアントラサイクリン系抗がん薬の心毒性は不可逆的であり，加齢はリスク因子のひとつである．また，化学療法を行わない場合のトラスツズマブ単独療法の有効性は証明されていないため，診療ガイドラインでは安易に化学療法を避けないように勧告している．さらに，トラスツズマブによる可逆的な心毒性も知られている．したがって，高齢者における HER2 陽性乳がんの術後治療をどのように行うかは重要な臨床課題である．

　以上より，「高齢者の乳がんにはどのような薬物療法が適切か？」という重要臨床課題に対して，「高齢者 HER2 陽性乳がん術後に対して，術後薬物療法にはどのような治療が推奨されるか？」というクリニカルクエスチョン（CQ）を設定した．

解説

　HER2 陽性乳がん術後の標準治療は，化学療法と抗 HER2 モノクローナル抗体トラスツズマブの併用治療である．ホルモン受容体陽性の場合は，内分泌治療を加える．一方，高齢者では，化学療法そのものが標準治療の位置づけではないこと，化学療法およびトラスツズマブの忍容性のデータが十分でないことから，HER2 陽性乳がん術後の高齢者に対しては，トラスツズマ

ブと化学療法の併用療法，化学療法のみ，トラスツズマブのみ，ホルモン受容体陽性の場合は内分泌治療，あるいは経過観察など，患者ごとに検討されている．さらに，化学療法を行わない場合のトラスツズマブ単独療法の有効性は証明されておらず，トラスツズマブは可逆的ではあるが有害事象として心毒性が問題となる．以上より，高齢者の HER2 陽性乳がん術後に対してどのような術後薬物療法が推奨されるかについて検討した．なお，高齢者の内分泌治療については忍容性に問題なく治療が可能であること，HER2 陽性であれば，ホルモン受容体の陽性または陰性にかかわらず化学療法とトラスツズマブの投与が検討されることから，本 CQ では HER2 陽性全体を対象とした．

　本 CQ では，生存期間の延長，無再発生存期間の延長，QOL の維持を益として，治療関連死の発生，心毒性の発生を害として，これらを重大なアウトカムとして採用した．有害事象による入院，グレード 3 以上の有害事象の発現，予定された治療の完遂は重要であるが重大ではないと判断した．

　系統的な文献検索を行い，一次スクリーニングで 18 件の論文を選別した．論文内容を精査し，二次スクリーニングの結果，統合解析の論文 1 件，ランダム化比較試験（RCT）4 件と，単群試験 1 件を採用した．統合解析論文から，引用されていた大規模 RCT の論文 2 つをハンドサーチで追加した．以上，高齢者の HER2 陽性乳がん患者を対象とした RCT や観察研究はなかったが，これら 7 つの論文について定性的システマティックレビューを行った．なお，文献検索を行う過程で，術後治療としてトラスツズマブ単独治療のエビデンスはないことが明らかになったため，高齢者に術後化学療法を行った場合，化学療法にトラスツズマブを上乗せして追加する意義について検討することになった．

　採用した 4 つの RCT は HERA [1]，BCIRG006 [2]，NSABP B-31 [3]，N9831 [3] であり，いずれも高齢者を含むすべての年齢の成人を対象にしていた．いずれの試験においても治療対照群はドキソルビシン・シクロホスファミド併用療法（AC）とタキサン系抗がん薬（ドセタキセルまたはパクリタキセル）の逐次投与であった．そして，いずれの RCT の結果も，トラスツズマブの上乗せにより，全生存期間および無病生存期間の延長が示されている．また，リンパ節転移陰性かつ腫瘍径 3 cm までの HER2 陽性乳がん患者 406 例に，パクリタキセル単剤療法にトラスツズマブを追加した単群の臨床試験では，3 年の無病生存期間は 98.7%（95% 信頼区間 97.6〜99.8）と良好な成績が報告されている [4]．この試験では，全 406 例のうち 70 才以上は 41 例（10.1%），60〜69 才は 96 例（23.6%）であった．

　これらの臨床試験は高齢者のみを対象としておらず，HERA，NSABP B-31，N9831 ではいずれも 60 才以上が 16% 程度 [1,3]，BCIRG006 は 50 才未満が 52% であった [2]．高齢者の割合は低いうえに，各試験でばらつきがあった．しかし，NSABP B-31，N9831 の 60 才以上のサブグループ解析では，化学療法へのトラスツズマブの追加は化学療法単独に比較して全生存期間（ハザード比 0.51，95% 信頼区間 0.37〜0.69）および無病再発期間（ハザード比 0.63，95% 信頼区間 0.49〜0.82）を改善していた [3]．HERA 試験の 60 才以上のサブグループ解析では，トラスツズマブ併用群は対照群と比較して無病再発期間は良好な傾向が示されている（ハザード比 0.70，95% 信頼区間 0.40〜1.23）[5]．これらのことから，高齢者においても化学療法に対するトラスツズマブ併用治療は有効と考えられる．生存期間の延長，無再発生存期間の延長について，トラスツズマブは化学療法単独に比べ，いずれもその益は大きく一貫しているため，エビデンスの強さは「中（B）」とした．

　治療関連死の発生は，治療に関連した死亡数に加えて，心臓関連の死亡数も併せて解析した．

HERA では，トラスツズマブを使用した 1,677 例のうち 6 例（0.4％），対照群 1,719 例のうち 3 例（0.2％）に致死的な有害事象を認めたが両群間に有意差はなく（p＝0.34），有害事象と治療薬との因果関係は明らかでない[5]．なお，対照群に心臓関連死を 1 例認めている．

　BCIRG006 では，ドキソルビシンに関連したと推定される二次性白血病の治療関連死が認められたが，心臓関連による死亡例はなかった[2]．これらの症例の年齢は不明である．NSABP B-31 および N9831 ではトラスツズマブ併用群に治療関連死を 3 例認めており，2 例はトラスツズマブとの関連が疑われた間質性肺炎，もう 1 例は心筋症による死亡であった[6]．これらの症例の年齢は不明である．次に，心毒性の発生頻度は HERA，BCIRG006[2]，N9831[7] において，いずれもトラスツズマブ併用群で対照群と比較して高かった．HERA ではトラスツズマブ併用群 1,595 例および対照群 1,540 例のうち，それぞれ 29 例（1.73％）および 1 例（0.06％）に有症状の心不全を認め（p＜0.001），113 例（7.1％）および 34 例（2.2％）において左室駆出率（LVEF）の低下（治療前と比べて 10％以上低下または 50％以下に低下）を認めた[5]．年齢で層別化した解析は行われていない．BCIRG 006 では，AC とドセタキセル逐次投与にトラスツズマブを追加することで，NYHA 分類Ⅲ度またはⅣ度の心不全の発症頻度は 0.7％（1,073 例のうち 7 例）から 2.0％（1,074 例のうち 21 例），LVEF 低下は 11.2％（114 例）から 18.6％（194 例）へとそれぞれ高くなっていた．年齢で層別化した解析は行われていないが，この試験において検討されたドセタキセル・カルボプラチン・トラスツズマブ療法（TCH）では，AC-ドセタキセル・トラスツズマブ療法と比較して有効性は同等でありながら，うっ血性心不全の発現率は 4 例（0.4％）と低かったことは重要である．高齢者のようにベースラインリスクを有する患者でトラスツズマブを使用する場合には TCH が選択肢になりうるかもしれない．なお，トラスツズマブ自体に心毒性があることから，明らかな心機能障害を有する患者への使用については慎重な対応が必要である．NSABP B-31 と N9831 では，3 年間に NYHA 分類Ⅲ度またはⅣ度の心不全をトラスツズマブ併用群でそれぞれ 4.1％と 2.9％に認めた[6]．このうち，NSABP B-31 で心不全を発症した 31 例について，6 カ月以上経過観察された 27 例のうちで心不全の症状が継続したのは 1 例であったと報告されている．また，年齢は心不全のリスク因子であり，50 才未満と比較して 60 才以上ではそのリスクは約 2.7 倍であった[8]．同様の解析は N9831 でも報告されており，6 年間の心臓関連事象のリスクは 50 才未満と比較して 60 才以上では約 3.2 倍であった[7]．最後に，QOL の維持については，BCIRG 006 の副次評価項目として解析が報告されていた[9]．その結果，トラスツズマブの併用にかかわらず，QOL スコアは同じような推移を示した．有害事象および身体機能に関係したスコアは，いずれの群も治療開始によって一時悪化したが，1 年後までには回復していた．ただし，年齢で層別化した解析は行われていない．

　以上のことから，高齢の HER2 陽性乳がん患者においても，化学療法にトラスツズマブを併用して投与することにより全生存期間および無再発生存期間が延長することが可能であり，その利益は大きい．一方，治療関連死の発生はまれであり，トラスツズマブによって心不全や心機能の低下は認められるが，その大半は可逆的であり，QOL も維持されることから，その不利益は小さいと考えられる．よって，トラスツズマブの上乗せによる益と害のバランスは確実と判断された．また，トラスツズマブによる心不全や LVEF の低下は可逆性であることから，その心毒性は患者・家族にとって許容されると推測された．

【投票結果】

　以上をもとに，学術的 COI を有する構成員 1 名は棄権とし，最終的にパネル構成員 13 名に

よる投票を行った．その結果，「行うことを強く推奨する」12票，「行うことを弱く推奨する」1票であり，推奨は「行うことを強く推奨する（提案する）」に決定した．

【今後の研究課題】
　HER2陽性乳がん術後の補助療法において，化学療法に対するトラスツズマブの上乗せ効果は証明されているが，高齢者に限らず化学療法が施行されない場合のトラスツズマブ単剤の有効性の検証はされていないため研究課題であった．本ガイドラインの文献検索対象外ではあるが，日本で行われた70才以上のHER2陽性乳がん患者を対象としたランダム化比較試験で，有効性と安全性，QOLのバランスから，化学療法に耐えられない場合には治療オプションとなりうることが示唆された[10]．

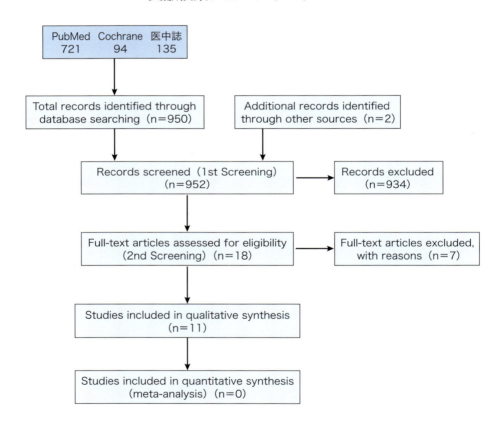

文献検索フローチャート

乳　腺

文献

1) Cameron D, et al. 11 years' follow-up of trastuzumab after adjuvant chemotherapy in HER2-positive early breast cancer: final analysis of the HERceptin Adjuvant (HERA) trial. Lancet 2017; **389**: 1195-1205

2) Slamon D, et al. Adjuvant trastuzumab in HER2-positive breast cancer. N Engl J Med 2011; **365**: 1273-1283

3) Perez EA, et al. Trastuzumab Plus Adjuvant Chemotherapy for Human Epidermal Growth Factor Receptor 2-Positive Breast Cancer: Planned Joint Analysis of Overall Survival From NSABP B-31 and NCCTG N9831. J Clin Oncol 2014; **32**: 3744-3752

4) Tolaney SM, et al. Adjuvant paclitaxel and trastuzumab for node-negative, HER2-positive breast cancer. N Engl J Med 2015; **372**: 134-141

5) Piccart-Gebhart MJ, et al. Trastuzumab after adjuvant chemotherapy in HER2-positive breast cancer. N Engl J Med 2005; **353**: 1659-1672

6) Romond EH, et al. Trastuzumab plus adjuvant chemotherapy for operable HER2-positive breast cancer. N Engl J Med 2005; **353**: 1673-1684

7) Advani PP, et al. Long-Term Cardiac Safety Analysis of NCCTG N9831 (Alliance) Adjuvant Trastuzumab Trial. J Clin Oncol 2016; **34**: 581-587

8) Tan-Chiu E, et al. Assessment of cardiac dysfunction in a randomized trial comparing doxorubicin and cyclophosphamide followed by paclitaxel, with or without trastuzumab as adjuvant therapy in node-positive, human epidermal growth factor receptor 2-overexpressing breast cancer: NSABP B-31. J Clin Oncol 2005; **23**: 7811-7819

9) Au HJ, et al. Health-related quality of life with adjuvant docetaxel- and trastuzumab-based regimens in patients with node-positive and high-risk node-negative, HER2-positive early breast cancer: results from the BCIRG 006 Study. Oncologist 2013; **18**: 812-818

10) Sawaki M, et al. Evaluation of trastuzumab without chemotherapy as a postoperative adjuvant therapy in HER2 positive elderly breast cancer patients: Randomized controlled trial (RESPECT). J Clin Oncol 2018; **36** (Suppl; abstr 510)

一般向けサマリー

高齢者のがん薬物療法ガイドライン

CQ 1 高齢がん患者において，高齢者機能評価の実施は，がん薬物療法の適応を判断する方法として推奨されるか？

　超高齢社会を迎えた日本では，がん患者さんの多くは高齢者となっています．支持療法を含めたがん薬物療法の進歩により，副作用にも配慮しつつ，高い治療効果が期待できるようになりました．一方，高齢者は，一般には軽度とされる副作用であっても生活機能の障害に結びつきやすい，生活の質が低下しやすいといった問題が生じることがあります．

　高齢者の医療を専門とする老年医学の分野では，高齢者に特有の問題点に対する工夫として，高齢者機能評価という手法を用いています．これは，患者さんひとりひとりの身体的・精神的・社会的状況を一定の基準で評価して，その結果を治療に反映させようという考え方です．具体的には，筋力（握力，歩行距離）などの身体機能，抑うつや気分，物忘れ，生活や治療を支えてくれる支援者や居住環境などを調べます．

　がん医療においても，この高齢者機能評価が有用であるという報告があります．また，海外の専門学会は日常の診療で高齢者機能評価を行うよう推奨しています．

　この CQ では高齢がん患者さんのがん薬物療法の適応を判断する方法として高齢者機能評価は推奨されるかという疑問について検討しました．

　その結果，治療による生存期間の延長，副作用の軽減を重視して検討した結果，高齢者機能評価を日常診療で行うことは「弱い推奨（提案）」と判断しました．これは，高齢者機能評価を用いることで副作用の軽減につながるという複数の報告があること，米国など海外では高齢者機能評価をもとに副作用を予測することが診療で行われていること，一方で高齢者機能評価を行っても生存期間の延長を示す明らかなデータは乏しいことなどから総合的に判断しました．なお，高齢者機能評価を行うことが生活の質（QOL）の改善につながるか，また高齢者機能評価でみつかった問題点をどのように解決していくかについての報告はなく，今後の検討が必要です．

CQ 2 高齢者びまん性大細胞型 B 細胞リンパ腫の治療方針の判断に高齢者機能評価は有用か？

　悪性リンパ腫（リンパ腫）は，白血球の一種であるリンパ球のがんで，腫瘤をつくります．腫瘤をつくらず血液中で増えると白血病と呼ばれます．国際的な分類の WHO 分類では，リンパ腫は 100 種類くらいに分類されます．びまん性大細胞型 B 細胞リンパ腫（DLBCL）はそのひとつで，リンパ腫全体の 30％強を占めます．標準治療は，モノクローナル抗体であるリツキシマブと CHOP 療法（シクロホスファミド，ドキソルビシン，ビンクリスチン，プレドニソロン）を併用する R-CHOP 療法で，この治療によって"治癒"を目指します．DLBCL は，高齢の患者さんであっても標準治療が実施されれば，若年の患者さんと同様の治療成績が得られることが知られていますので，標準治療を受けられるかが重要なポイントです．この治療は外来でもできますが，高齢の患者さんでは，抗がん薬の投与量を減らすなどしながら，治癒を目指すために可能な限り標準治療に近い治療を行います．

　高齢者機能評価は多面的に高齢者の機能を評価する優れた方法で，高齢者の様々な状況を把

握することができます．高齢者機能評価の評価が良好な患者さんは，標準治療を受けられる可能性が高く，その結果として予後がよいことが予想されます．

　このCQでは高齢のDLBCL患者さんの予後を予測して標準治療を受けられるかを判断するために，高齢者機能評価の結果を使うことは推奨されるかという疑問について検討しました．

　高齢者機能評価が有用かを明らかにするには，高齢者機能評価の結果が良好な患者さんと良好でない患者さんの2グループを比較しなくてはわかりませんが，調べた範囲ではそのような研究をみつけられませんでした．関連する多数の研究論文を調べてわかったことは，論文ごとに研究方法が少しずつ違うといった問題はありますが，標準治療あるいは標準治療になるべく近い治療強度の治療を受けた患者さんのほうが全体として生命予後が長い傾向であったということです．しかし，高齢者機能評価は精神的，社会的活動を含めて高齢の患者さんの状態を把握するにはよい方法ですが，高齢者機能評価の結果に基づいて高齢者DLBCL患者さんに対する標準治療の適応を判断してよいと確信できるだけの根拠はありませんでした．そこで，高齢者機能評価で良好な評価がされなかった患者さんが，高い効果を期待できる標準治療を受けられないという大きな不利益が生じないように配慮が必要であるという考えから，高齢のDLBCL患者さんの治療方針の判断には高齢者機能評価の結果を使わないことを弱く推奨する（提案する）ことになりました．ご注意いただきたいのは，高齢者機能評価は高齢者の患者さんの状態把握には有効ですので，高齢者機能評価を行わないのがよいということではありません．

CQ 3　80才以上の高齢者びまん性大細胞型B細胞リンパ腫に対してアントラサイクリン系薬剤を含む薬物療法は推奨されるか？

　日本のリンパ腫の患者さんの罹患数は年間3万人で，びまん性大細胞型B細胞リンパ腫（DLBCL）は，悪性リンパ腫の30％強を占めます．発症年齢の中央値は70才を超え，3分の2は65才以上の高齢者で，80才以上の高齢者も増えています．DLBCLに対する標準治療は，モノクローナル抗体であるリツキシマブとCHOP療法（シクロホスファミド，ドキソルビシン，ビンクリスチン，プレドニゾロン）を併用するR-CHOP療法です．この治療により，5年生存割合（OS）が60％という成績が得られるようになってきました．しかし，この治療では白血球減少に伴う発熱や感染症や貧血，心毒性が副作用として問題になります．とくに80才以上の高齢者では重症の副作用が増えることが知られていますので，その危険が高いアントラサイクリン系薬剤であるドキソルビシンを省いたり，抗がん薬の投与量を減らしたりすることが考えられます．一方，DLBCLは標準治療で治癒を目指せるリンパ腫であるため，必要以上に減量したり薬剤を省略することによる「過少治療」も避けなくてはなりません．言い換えれば，80才以上の高齢者を含む高齢のDLBCL患者さんに対する最適な治療法はまだ定まっていません．

　このCQでは80才以上の高齢のDLBCL患者さんの治療について，アントラサイクリン系薬剤を使うほうがよいか，使わないほうがよいかという疑問について検討しました．

　アントラサイクリン系薬剤を含む治療と含まない治療を比較した研究によってはじめてこの疑問の答えが得られるのですが，調べた範囲では国内外の論文にそのような研究はなく，参考になる論文は6件だけでした．これらの論文の結果は一致しておらず，アントラサイクリン系薬剤の有無により治療成績に有意な差はないとする報告がある一方，アントラサイクリン系薬

剤を含む治療を受けた患者さんのほうが長期間生存できたとする報告もありました．さらに，アントラサイクリン系薬剤を含む薬物治療を使うことによって心毒性の発生が増加するという確かな証拠は認められず，また白血球減少に伴う発熱（発熱性好中球減少症）の発生率は，80才以上の患者さんにアントラサイクリン系薬剤を含む薬物治療を実施しても，抗がん薬の投与量の減量や適切な支持療法がなされれば目立って増加することはないと報告されています．

　DLBCL の治療目標は治癒を目指すことを前提としています．80才を超える高齢者の患者さんであっても，アントラサイクリン系薬剤を含む標準治療を受けたいという希望があり，それが医学的に実施できると判断される場合はできる限り実施するのがよいと考えられます．実施できるかの具体的な判断方法は確立されていませんが，アントラサイクリン系薬剤や他の抗がん薬を減量した治療法の臨床成績も報告されています．以上より，治癒を期待できる効果の高い治療を受ける機会を失う不利益がないことも考慮して，80才以上の高齢者 DLBCL に対してアントラサイクリン系薬剤を含む薬物療法を行うことは「弱く推奨する（提案する）」としました．

CQ 4 　高齢者では切除不能進行再発胃がんに対して，経口フッ化ピリミジン製剤とシスプラチンまたはオキサリプラチンの併用は推奨されるか？

　外科手術の適応のない切除不能進行再発胃がんの標準治療は S-1 とシスプラチン併用療法です．この治療は高い治療効果が期待できる一方で，とくに高齢者では副作用の増加や腎機能への影響が問題になります．なぜなら，これまでの臨床試験では 76 才以上の高齢の患者さんが含まれていなかったからです．一方，もうひとつの標準治療として，シスプラチンの代わりに別の白金製剤であるオキサリプラチンを S-1 と併用する治療があります．この S-1 とオキサリプラチン併用療法は，シスプラチンと異なり腎機能への影響が少ないために大量輸液が不要であり，外来で安全に投与できるという利点がありますが，シスプラチンよりも血球毒性やしびれが副作用として問題になります．高齢者では副作用が心配されることから，日本の診療ガイドラインでは高齢者では状況によっては S-1 単剤治療を考慮するよう記載されています．そこで，この CQ では高齢者の切除不能進行再発胃がんの薬物療法として，S-1 にシスプラチンまたはオキサリプラチンを併用するほうがよいかという疑問について検討しました．．なお，シスプラチンまたはオキサリプラチンとの併用療法では，S-1 と同じフッ化ピリミジン製剤であるカペシタビンも使用されるため，CQ では S-1 に限定せず「経口フッ化ピリミジン製剤」としました．

　系統的な検索とレビューによって選ばれた 12 の論文を調べた結果，シスプラチンまたはオキサリプラチンを S-1 に併用することによって，病変の大きさが縮小する割合（奏効割合）が高くなる，あるいは病状が進行せずに安定している期間（無増悪生存期間）が延長する可能性はあるものの，生存期間が延長する確かな証拠があるとまではいえず，また副作用の増加に注意しなければならないと考えられました．また，シスプラチンと比較するとオキサリプラチンの方が全体的に副作用は軽いと考えられました．以上より，経口フッ化ピリミジン製剤とシスプラチンは併用しないことを「弱く推奨する」，オキサリプラチンは併用することを「弱く推奨する（提案する）」としました．

一般向けサマリー

CQ 5　結腸がん術後（R0 切除，ステージⅢ）の 70 才以上の高齢者に対して，術後補助化学療法を行うことは推奨されるか？　行うことが推奨されるとすれば，どのような治療が推奨されるか？

　完全に切除された結腸がんのうち，リンパ節に転移を認める場合の病期はステージⅢと診断されます．そのままでは約3割の患者さんで再発する可能性があるため，術後に抗がん薬治療が行われます．術後の再発予防を目的にしているため，術後補助化学療法と呼ばれます．使用される抗がん薬はフッ化ピリミジン系と呼ばれる種類の抗がん薬を基本としますが，再発予防の効果を高めるために，最近では白金製剤であるオキサリプラチンを追加する治療が推奨されています．オキサリプラチンの追加によって，再発率は20％低下，死亡率は5％低下したという臨床試験の結果が報告されています．一方，オキサリプラチンを併用すると，治療回数を重ねるにつれて末梢神経障害（しびれや感覚障害）が出現するようになります．ある試験では，日常生活に支障をきたすほどの重篤な末梢神経障害が治療終了して3年たっても約13％に認められました．

　今のところ，国内外のガイドラインは70才以上の高齢の患者さんでも高齢でない患者さんと同じ程度の再発に対する予防効果があるとされていることから，加齢による臓器機能の変化や併存症に注意しながら補助化学療法を行うよう推奨しています．一方，70才以上では他の原因で死亡する可能性も高くなることから，オキサリプラチンを追加しても有用性は限られているという報告もあります．そこで，このCQでは，結腸がんステージⅢの術後に高齢の患者さんであっても補助化学療法をやはり行うほうがよいか，またそれにオキサリプラチンを追加したほうがよいかという疑問について検討しました．

　系統的な検索とレビューによって選ばれた11の論文について調べた結果，70才以上の高齢の患者さんであってもフッ化ピリミジン系抗がん薬のみの術後補助化学療法の有効性は高齢でない患者さんと同じ程度でした．しかし，高齢の患者さんについてオキサリプラチンを補助化学療法に追加することの有用性を調べた論文はあまりみつからず，オキサリプラチンを追加する効果は確認できませんでした．一方，オキサリプラチンの追加によって副作用が増加する傾向を認めました．

　以上より，結腸がんステージⅢの術後の高齢の患者さんに対して，加齢による臓器機能や併存症に注意しながら術後補助化学療法は「行うことを弱く推奨する（提案する）」としました．一方，オキサリプラチンの追加については，十分に確信できない治療効果よりも副作用がより重要であると考え，「行わないことを弱く推奨する（提案する）」としました．

CQ 6　切除不能進行再発大腸がんの高齢者の初回化学療法においてベバシズマブの使用は推奨されるか？

　外科手術の適応のない切除不能進行再発大腸がんの治療成績は，従来の殺細胞性抗がん薬と分子標的治療薬を適切に使うことで著しく改善しました．しかし，高齢の患者さんでは，高齢でない患者さんと比べると，生存期間が延長する効果は小さくなり，一方で副作用は強くなる

傾向があります．そのため，高齢の患者さんの治療選択は，高齢でない患者さんと比べて，クオリティ・オブ・ライフ（QOL）をより重視する傾向があります．この CQ では，外科手術の適応のない切除不能進行再発大腸がんの高齢の患者さんに，初回治療として殺細胞性抗がん薬にベバシズマブという抗体薬を追加して併用するほうがよいかという疑問について検討しました．分子標的治療薬のなかでも，がん組織の血管新生を阻害する作用を持つベバシズマブは，治療効果を高める反面，血圧上昇，出血や血栓，蛋白尿など様々な副作用が問題となるため，とくに高齢の患者さんの治療でベバシズマブを使用するかどうかについて，実際の診療でよく迷うことがあります．

　系統的な検索とレビューによって選ばれた 6 論文について調べた結果，70 才以上の高齢の患者さんによく使用される経口フッ化ピリミジン系抗がん薬であるカペシタビンにベバシズマブを追加して併用しても，生存期間が延長する効果は明らかには認められませんでしたが，病状が進行せずに安定している期間（無増悪生存期間）は延長するという結果でした．ただし，カペシタビン以外の抗がん薬にベバシズマブを併用した場合でも，同じように無増悪生存期間が延長するかについては，現在までの研究では判断することはできません．一方，副作用については，ベバシズマブを併用することによって，重篤な副作用が増える傾向を認めました．推奨の決定を決めるにあたっては，ベバシズマブによる無増悪生存期間の延長というメリットと副作用の増加というデメリットについての議論となりました．そのうえで，ベバシズマブの副作用の多くを占める蛋白尿や高血圧は比較的容易に管理できるため，患者さんのデメリットとしては必ずしも大きくはないと考えられること，一方で，生存期間の延長ははっきりしないものの，病状が進行せずに安定している期間の延長は患者さんの QOL の維持という点でメリットが大きいと考えられました．以上を踏まえ，外科手術の適応のない切除不能進行再発大腸がんの治療で，高齢の患者さんにベバシズマブを使用するかどうかについては，無増悪生存期間の延長によるメリットを重視した結果，「行うことを弱く推奨する（提案する）」としました．

CQ 7　一次治療で完全奏効（CR）が得られた高齢者小細胞肺がんに対して，予防的全脳照射（PCI）は推奨されるか？

　小細胞肺がんは抗がん薬や放射線治療の効果が高いため，これらの初回治療によってがん病変が消失する完全奏効という状態が得られることがあります．高齢の患者さんであっても，治療によって生命予後を延長させることができ，とくに限局型という遠隔転移がない病期であれば，治癒も十分に期待できます．限局型の小細胞肺がんの治療は抗がん薬治療に胸部放射線治療を併用して行われます．そして完全奏効が得られた患者さんでは予防的全脳照射（PCI）を行うことが推奨されています．予防的全脳照射は，転移がなくても脳に放射線を照射することによって，脳に転移が発症するのを予防するとともに，それによってさらに生命予後を延長させられます．

　しかし，予防的全脳照射を追加することで，治療が終了してから数ヵ月以降に，記憶，思考，理解，計算，学習，言語，判断といった高いレベルの脳機能の障害，すなわち認知機能の低下が副作用として問題になります．高齢者では，もともと生理的に認知機能が低下する傾向があるため，高齢者にとっては日常生活にも大きな支障が生じる可能性があります．高齢の患者さ

一般向けサマリー

んの価値観は，生命予後の延長だけを第一に考えるのではなく，いろいろな価値観の違いにも配慮して治療方針を選択しなくてはなりません．そこで，このCQでは，抗がん薬治療と放射線治療によって良好な経過が得られている小細胞肺がんの高齢の患者さんで予防的全脳照射を追加するかという疑問について検討しました．

このCQに関する文献検索を行ったところ，直接回答できるデータはわずかでした．しかし，それらの研究をまとめて解析した論文では，高齢の患者さんに行った予防的全脳照射の効果は，高齢でない患者さんに行ったときの効果と同じ程度と考えられました．予防的全脳照射の副作用については，ほとんどデータがありませんでした．予防的全脳照射によって脳転移の発症の予防効果は得られるとしても，その成績は満足できる数字ではありません．また，認知障害のような晩期毒性（あるいは後遺症）について明確なデータがないことは，高齢の患者さんにとっては，高齢でない患者さんと比較して，より大きな不安要素になると考えられます．以上のような議論に基づいて，推奨の強さは「行うことを弱く推奨する（提案する）」としました．

予防的全脳照射に関する高齢者の臨床データがわずかしか存在しない現状では，患者さんの価値観をより重要視して治療の選択を行うべきと考えられます．

CQ 8　高齢者では完全切除後の早期肺がんに対してどのような術後補助薬物療法が推奨されるか？

遠隔転移がなく，外科的に腫瘍を切除ができる段階で診断された非小細胞肺がんは，多くの場合は外科手術によって治癒しますが，なかには術後に再発する場合があります．そのため，がんが再発する可能性を低下させる目的で，手術に続けて抗がん薬が投与されます．このように術後に行われる薬物療法は，治癒を目的に行われる手術に対して，その根治度を高めるために補助的な目的で行われることから「補助化学療法」と呼ばれます．手術時の腫瘍の広がりやリンパ節転移の状況から，最も早期であるⅠA期から，Ⅱ期，ⅢB期と進行期になるに従って再発の可能性は高まります．日本ではⅠA/ⅠB/ⅡA期の術後にはフッ化ピリミジン系の経口抗がん薬であるテガフール・ウラシル（UFT），Ⅱ～ⅢA期術後に対してはシスプラチンとビノレルビンの併用療法を行います．

しかし，高齢の患者さんでは一般に副作用が強くなると考えられています．とくにシスプラチンの投与では，副作用である腎障害を予防するために大量に点滴が必要となるため，高齢の患者さんでは心機能への負担が心配されます．また，UFTの投与は2年間に及ぶため，そのような長期間にわたり内服を続けることはとくに高齢の患者さんには負担になるでしょう．そこで，このCQでは，術後に良好な経過が得られている非小細胞肺がんの高齢の患者さんの術後補助化学療法について，まずⅠA/ⅠB/ⅡA期でUFT治療を行うか，そしてⅡ～ⅢA期でシスプラチン併用化学療法を行うかという疑問について検討しました．

このCQに関する文献検索を行ったところ，直接このCQの回答に役立つ信頼できるデータは比較的多くみつかりました．UFT治療については，術後補助化学療法の効果は高齢の患者さんでも高齢でない患者さんとほぼ同じ程度に認められました．シスプラチン併用療法については，高齢の患者さんでは効果はなかったという報告と効果を認めたという研究がありましたが，それらをまとめるとわずかな差ながら，シスプラチン併用療法の有用性があると推察されまし

た．UFT 治療では副作用は比較的軽いのですが，シスプラチン併用療法では重篤な副作用が多く認められていました．

　以上のような議論に基づいて，病期ⅠA/ⅠB/ⅡA 期での UFT 治療については，推奨の強さは「行うことを弱く推奨する（提案する）」としました．70 才以上の高齢の患者さんにも生命予後の延長が認められており，副作用は比較的軽いことから，2 年間の長い治療期間であっても内服を続けることはできると考えられます．一方，Ⅱ～ⅢA 期のシスプラチン併用化学療法については，投票を 2 回繰り返しましたが，統一した見解を示すことができず，結果的に「推奨なし」とせざるを得ませんでした．

　補助化学療法によって生命予後の延長をもたらす可能性はありますが，経過観察だけの場合とそれほど大きな差はなく（5 年生存率で 10% 程度の差），高齢になるほどその効果が小さくなる傾向があります．手術後は重篤な副作用が生じやすく，さらに 1% 程度の治療関連死亡の可能性があることより，益と害のバランスはかなり拮抗していると考えられます．

CQ 9　高齢者非小細胞肺がんに対して，免疫チェックポイント阻害薬の治療は推奨されるか？

　遠隔転移のある非小細胞肺がんの薬物療法は，病理組織型（扁平上皮がんか非扁平上皮がんか），分子生物学的マーカー（*EGFR* 遺伝子変異や *ALK* 融合遺伝子など），年齢，PS などの要因によって選択されます．現在では，高齢の患者さんであっても適切な薬物療法を行えば，生命予後の延長と QOL の向上が期待できると考えられています．一般に，一次治療の化学療法にはシスプラチンまたはカルボプラチンなどプラチナ製剤を含む併用化学療法が行われます．非扁平上皮がんであれば，副作用に注意しながら抗血管新生阻害作用を持つベバシズマブが追加されます．二次治療以降は，長らくドセタキセル単剤療法が二次治療の標準治療でしたが，最近では免疫チェックポイント阻害薬である抗 PD-1 ヒトモノクローナル抗体ニボルマブやペムブロリズマブが使用されるようになりました．さらに一次治療としても，PD-L1 陽性腫瘍細胞が 50% 以上の強発現を示す腫瘍には，ペムブロリズマブが使用されます．他にも抗 PD-L1 抗体アテゾリズマブやデュルバルマブといった複数の免疫チェックポイント阻害薬が非小細胞肺がんの治療に使用されるようになっています．一方，これらの免疫チェックポイント阻害薬の効果の程度は患者さんによって異なり，どのような患者さんで高い治療効果が期待できるのかを治療前に明確に知る方法はありません．また，皮疹・皮膚障害や下痢・腸炎，間質性肺疾患，内分泌障害など多様で特徴的な副作用が発現しますが，これらの頻度や重症度，治療に使用されるステロイドの効果について，とくに高齢の患者さんでの情報が少なく不明な点が多いのが現状です．この CQ では，高齢でない患者さんが標準治療として免疫チェックポイント阻害薬を選択できる状況において，高齢の患者さんであっても同じように免疫チェックポイント阻害薬を使用するかという疑問について検討しました．

　この CQ に関する文献検索を行ったところ，直接この CQ に回答に役立つ信頼できるデータは比較的多くみつかりました．

　生存期間については，従来の標準治療である殺細胞性抗がん薬と比較して生存期間の延長を認めているものから，はっきりした差はないもののその傾向があるもの，65 才以上で 75 才未満

の患者さんに限って生存期間の延長を認めても，75才以上でははっきりしないものまで様々であり，報告によって結果は一致していませんでした．病状が進行せずに安定している期間（無増悪生存期間）についても同じように報告によって結果は一致していませんでした．一方，重篤な副作用，治療に関連した死亡，およびQOLの低下については，報告されている臨床試験の年齢別の解析がありませんでした．殺細胞性抗がん薬では，高齢でない患者さんと比べて，高齢の患者さんでは副作用が強いといわれていますが，免疫チェックポイント阻害薬でも同じことがいえるかどうかは現時点ではわかりません．

　以上のような議論に基づいて，推奨の強さは「行うことを弱く推奨する（提案する）」としました．

　多くの患者さんにとって期待の大きい免疫チェックポイント阻害薬ですが，まだすべての患者さんに同じように有効というわけではありません．一方で，免疫チェックポイント阻害薬は革新的医薬品として非常に高額であり，その費用負担のあり方は少子高齢化社会において大きな課題となっています．

CQ 10　高齢者ホルモン受容体陽性，HER2 陰性乳がんの術後化学療法でアントラサイクリンを投与すべきか？

　ホルモン受容体が陽性で，HER2が陰性である乳がん術後の標準治療はホルモン療法です．そのうえで，再発リスクの大きさに応じて化学療法が追加されます．化学療法は複数の抗がん薬を併用して行われますが，なかでもアントラサイクリン系抗がん薬であるドキソルビシンやエピルビシンが重要であり，これらの抗がん薬を含むレジメンがよく使用されます．

　しかし，高齢の患者さんでは化学療法による副作用が強まる可能性があり，とくにアントラサイクリン系抗がん薬では副作用として心臓の機能（心機能）の低下が問題となります．この心機能の低下は治療を続けると蓄積性にリスクが高まり，いったん低下した心機能が回復することはほとんどありません．いろいろな合併症を持つことの多い高齢の患者さんでは，心機能の低下による心不全のリスクが上昇することが懸念されます．そのため，高齢の患者さんでは，ホルモン療法に化学療法を追加する，ホルモン療法のみ行う，あるいは（ホルモン治療も化学療法も行わず）経過をみるという方針について，それぞれの患者さんごとに相談しながら決められています．それらの選択肢のなかで，高齢の患者さんにとって，ホルモン受容体陽性HER2陰性乳がんの術後治療にアントラサイクリン系抗がん薬を使用するかは意見の分かれる重要な疑問です．

　そこで，このCQでは，高齢者ホルモン受容体陽性HER2陰性乳がん術後で化学療法が必要な再発リスクを有する場合に，アントラサイクリン系抗がん薬を投与すべきかについて検討しました．

　このCQに関する文献検索を行ったところ，高齢の患者さんを対象とした前向き臨床試験は1つありましたが，高齢の患者さんだけを対象に行われた試験ではありませんでした．しかし，高齢の患者さんを含むすべての年齢の成人を対象にした解析の結果や，その一部である高齢の患者さんのみを対象にした解析によると，アントラサイクリン系抗がん薬を含む化学療法によって生命予後の改善，再発せずに過ごせる期間の延長が認められ，それによる利益は大きいと判

断されました．とくに乳がんの場合，体の表面にがんが再発することがあり，その場合は患者さんや家族の心理的・身体的な負担が大きくなるため，再発せずに過ごせる期間を伸ばせることは重要だと考えられます．一方，アントラサイクリン系抗がん薬を含めた化学療法を受けた場合の心機能の低下は一部の観察研究において認められましたが，心機能の低下の定義が一定しておらず，その影響の程度は明らかではありませんでした．以上をもとに，本CQに対する推奨は「行うことを弱く推奨する（提案する）」としました．

CQ 11 高齢者トリプルネガティブ乳がんの術後化学療法でアントラサイクリンの省略は可能か？

　トリプルネガティブ乳がんは，ホルモン受容体陰性かつHER2過剰発現のない（HER2陰性）サブタイプで，乳がん全体の10〜20％を占めます．ホルモン療法や抗HER2抗体療法の効果が期待できないため，トリプルネガティブ乳がんの術後標準治療は化学療法です．化学療法は複数の抗がん薬を併用して行われますが，アントラサイクリン系抗がん薬であるドキソルビシンやエピルビシンがとくに重要であり，これらの抗がん薬を含むレジメンがよく使用されます．しかし，高齢の患者さんでは化学療法による副作用が強まる可能性があり，これらアントラサイクリン系抗がん薬では副作用として心臓の機能（心機能）の低下がとくに問題となります．この心機能の低下は，いったん発生すると回復することはほとんどなく，患者さんのQOLを大きく低下させます．いろいろな疾患や症状を合併していることの多い高齢の患者さんでは，心機能の低下による心不全のリスクが上昇することはとくに懸念されます．そのため，アントラサイクリン系抗がん薬を使わずに化学療法を行うことも，選択肢になります．一方で，治療効果が劣ることで治癒を逃す可能性をできる限り小さくしたいと考える患者さんもいるでしょう．高齢の患者さんにとって，トリプルネガティブ乳がんの術後治療にアントラサイクリン系抗がん薬を使用しなくてもいいかは意見の分かれる重要な疑問です．

　そこで，このCQでは，高齢の患者さんのトリプルネガティブ乳がんで術後化学療法が必要な再発リスクを有する場合に，アントラサイクリン系抗がん薬を省略してもよいかについて検討しました．

　このCQに関する文献検索を行ったところ，高齢者トリプルネガティブのみを対象としたRCTや観察研究はありませんでした．しかし，高齢の患者さんを含むすべての年齢の成人を対象に解析した結果や，高齢の患者さんのデータだけを抜き出して解析した結果によると，アントラサイクリン系抗がん薬を含む化学療法による生命予後の改善，再発せずに過ごせる期間の延長が認められ，アントラサイクリン系抗がん薬を省略する不利益は大きいと判断されました．一方，アントラサイクリン系抗がん薬を含めた化学療法を受けた場合の心機能への影響の程度は明らかではなく，アントラサイクリン系抗がん薬を省略する利益は小さいと判断されました．以上をもとに，本CQに対する推奨は「省略しないことを弱く推奨する（提案する）」としました．

一般向けサマリー

CQ 12 高齢者 HER2 陽性乳がん術後に対して，術後薬物療法にはどのような治療が推奨されるか？

　HER2 陽性乳がん術後の標準治療は，化学療法と抗 HER2 モノクローナル抗体であるトラスツズマブの併用治療です．ホルモン受容体陽性の場合は内分泌治療（ホルモン治療）を加えます．しかし，高齢の患者さんでは，副作用が強くなる可能性があることや，標準治療の有効性が証明された臨床試験に高齢の患者さんはあまり含まれていなかったことから，必ずしもすべての患者さんに化学療法が勧められる状況とはなっていません．実際の診療では，術後治療の選択肢として，化学療法とトラスツズマブの併用治療のほか，化学療法のみ，トラスツズマブのみ，経過観察（ホルモン受容体陽性の場合はホルモン治療のみ）が考えられます．術後の化学療法にはアントラサイクリン系抗がん薬を含むレジメンがよく使用されますが，この抗がん薬は副作用として心臓の機能（心機能）の低下がとくに問題となります．この心機能の低下は，いったん発生すると回復することはほとんどなく，そのため患者さんの QOL を大きく低下させます．いろいろな疾患や症状を合併していることの多い高齢の患者さんでは，心機能の低下による心不全のリスクが上昇することはとくに懸念されます．そのため，アントラサイクリン系抗がん薬を使わない化学療法や，または化学療法そのものを行わずにトラスツズマブだけの治療も選択肢になります．一方で，化学療法を行わない場合のトラスツズマブだけの治療の有効性は証明されておらず，トラスツズマブによる可逆的な心機能低下も知られています．高齢の患者さんでは，HER2 陽性乳がんの術後治療をどのように行うかは意見の分かれる重要な疑問です．そのため，本 CQ では，HER2 陽性乳がん術後の高齢の患者さんにどのような治療が勧められるかを検討しました．しかし，文献の検索を行う過程で，術後治療としてトラスツズマブのみの治療の臨床試験や臨床研究がないことがわかり，高齢者に術後化学療法を行った場合，化学療法にトラスツズマブを上乗せする効果があるのか，安全性に問題はないのかを評価することになりました．

　この CQ に関する文献検索を行ったところ，術後の化学療法とトラスツズマブの併用治療を化学療法単独と比較した研究は，いずれも高齢の患者さんを含むすべての年齢の成人を対象にしたものでした．これらの臨床試験は，高齢の患者さんの占める割合は半数以下で，高齢の患者さんだけを対象にして治療の有効性を比較したものではありません．しかし，高齢の患者さんを含むすべての年齢の成人を対象に解析した結果や，高齢の患者さんのデータだけを抜き出して解析した結果によると，化学療法にトラスツズマブを併用すると，化学療法単独に比べて生命予後の改善，再発せずに過ごせる期間の延長が認められ，その利益は大きく，どの臨床試験でも結果は一貫していました．また，トラスツズマブを併用しても治療に関連した死亡の発生は増加することはなく，QOL は維持されていました．一方，心機能の低下や心不全の発生は，トラスツズマブを併用した場合に高くなり，その危険性は高齢の患者さんではとくに高いことがわかりました．ただし，一般的にトラスツズマブの副作用による心機能の低下は治療後に回復することが多いため，トラスツズマブによる心機能の低下は患者さんや家族にとって受け入れやすいだろうと考えられました．以上をもとに，本 CQ に対する推奨は「化学療法にトラスツズマブを上乗せすることを強く推奨する」としました．

高齢者のがん薬物療法ガイドライン

2019 年 7 月 30 日　第 1 刷発行	編集者	日本臨床腫瘍学会,
2019 年 10 月 20 日　第 2 刷発行		日本癌治療学会
	発行者	小立鉦彦
	発行所	株式会社 南 江 堂

〒113-8410 東京都文京区本郷三丁目 42 番 6 号
☎(出版)03-3811-7236　(営業)03-3811-7239
ホームページ https://www.nankodo.co.jp/
印刷・製本 真興社
装丁 渡邊真介

Clinical Practice Guidelines of Cancer Drug Therapies for the Elderly
© Japanese Society of Medical Oncology, Japan Society of Clinical Oncology, 2019

定価は表紙に表示してあります.　　　　　　　　　　　　Printed and Bound in Japan
落丁・乱丁の場合はお取り替えいたします.　　　　　　ISBN978-4-524-24013-5
ご意見・お問い合わせはホームページまでお寄せください.

本書の無断複写を禁じます.

JCOPY 〈出版者著作権管理機構 委託出版物〉

本書の無断複写は, 著作権法上での例外を除き禁じられています. 複写される場合は, そのつど事前に, 出版者著作権管理機構(TEL 03-5244-5088, FAX 03-5244-5089, e-mail: info@jcopy.or.jp)の許諾を得てください.

本書をスキャン, デジタルデータ化するなどの複製を無許諾で行う行為は, 著作権法上での限られた例外(「私的使用のための複製」など)を除き禁じられています. 大学, 病院, 企業などにおいて, 内部的に業務上使用する目的で上記の行為を行うことは私的使用には該当せず違法です. また私的使用のためであっても, 代行業者等の第三者に依頼して上記の行為を行うことは違法です.